新型コロナとワクチン 知らないと不都合な真実

峰 宗太郎
山中浩之

日経プレミアシリーズ

はじめに――神風は吹かない、でも日本は負けない

現状を一発で解決してくれる逆転の奇策はないのか。

うまくいっていないのは、誰かがサボタージュや事実隠蔽をしているからではないのか。「神風待望」と「犯人捜し」。自力では解決できない難題にぶち当たったときに、私たちはつい、こういう反応をしてしまいます。新型コロナウイルスのワクチン接種を検討せねばならない今、こんな意味のない〝議論〟をしているヒマはありません。自分の頭で考える基礎的な部材となるような知識を、ド素人の私にも分かるように、語ってくれる人はいないのか。「ぴったりの方がいるわよ」とつないでくれた方がいて、米国在住の峰宗太郎先生へのインタビューが実現しました。ちなみに対話はお互いに自宅から。これもコロナ時代ならではですね。

インタビューを「日経ビジネス電子版」の「編集Yの話が長くてすみません」というコラムで掲載したところ、大変好評をいただき、新規加筆を大量に行って出版させていただいた

次第です。校了間際の11月には、新型ワクチンの試験結果が公表され、感染再拡大で経済回復を狙った「ＧｏＴｏ」の縮小が検討され、と大きなニュースが相次ぎました。可能な限り盛り込みましたが、今後もウェブを通してフォローしていきたいと考えております。

さて、20回近く行った峰先生とのお話には「神風待望論」への危惧が何度も出てきました。文永の役（１２７４年）、弘安の役（１２８１年）、２度にわたる元の侵攻（元寇）を、台風がやってきて一掃してくれた「神風」のようなことが、今回の新型コロナでも起きる、いや、もう起きている、という根拠のない期待は、自分も含め日本人の多くにあるように思います。

たまたま自分の長男が大学でこの時代を史料ベースで振り返る授業を受けていました。文永の役は侵攻軍側の戦意不足、戦略目標の曖昧さ、日本側の抵抗で意外に損害が出たこと、そこに悪天候――台風ではなく寒冷前線だったのではといわれているそうですが、これらが重なって撤退したのであろうと。弘安の役の時は、前回から学んで悪天候を避けて５月にやってきたけれど、日本側も海岸線に防御拠点（元寇防塁）を設けて、水際での小競り合いに持ち込んで時間を稼いでいる間に、夏の台風シーズンが来た、とされているそうです。

元が攻めてきたら台風が吹いて助かった、というシンプルなお話ではないことがうかがえます。「天は自ら助くる者を助く」と言いますが、現場の武士団と地元の人々が、粘り強く、柔軟に、地の利を生かして奮闘したからこそ、手を焼いていた元軍にとって、偶然の暴風雨がとどめとなって撤退を決定した、とも考えられます。

あるいは、現場の武士団は、戦略として海が荒れる季節を待っていたかもしれません。でも「日本は神の国だから神風が来る」なんて、おそらく思ってはいなかった。それゆえに、最後まで戦い抜けたのでは……すみません、これも妄想です。しかし本書を読めば、我々の勝ち目は元寇に立ち向かった彼らよりもずっと大きい、安全なワクチンができるまで冷静にたんたんと戦おう、と、腹落ちしていただけるのではと思います。ド素人代表の私がご案内しますので、どうぞリラックスしてお付き合いください。

なお文中では「編集Y」と名乗っております。私の名前には何の意味もないためです。本来共著者というのも大変おこがましいのですが、なにとぞご了承を。

峰先生をご紹介くださった藤原未来子さん、挿絵をお願いしたモリナガ・ヨウさんに、改めて御礼を申し上げます。そして、医療・介護関係の皆様の奮闘に心から感謝いたします。

山中 浩之（編集Y）

目次

本文イラスト／モリナガ・ヨウ

第　1　章

新型コロナの
基礎知識と振り返り

編集Y：（パソコンの画面を見ながら）峰宗太郎先生、はじめまして。ずっとツイッターでフォローさせていただいてまして、ネット越しですがついにお会いできました。よろしくお願いいたします。最初に簡単に先生のバックグラウンドを教えていただけますか。

峰：よろしくお願いいたします。米国の医療・医学研究機関に所属していまして、今ワシントンＤＣにおります。研究テーマとしましては、ヘルペスウイルスをはじめとするウイルスと、ヒトの免疫状態の関わり具合といったものを研究しています。

編集Y：今回は所属機関の公的な立場を離れてのご発言ということですね。ただ、お仕事上、この事態には相当深く関わられている。

峰：はい、このＣＯＶＩＤ－19の流行が始まってからは私も現場に動員されていまして、ＢＳＬ－３（biosafety level 3、レベルは4が最強度）という施設の中でこのウイルスを扱って、実際に患者さんの抗体ができているのかを調べたり、ウイルスそのものの性状を調べたりもしていました。

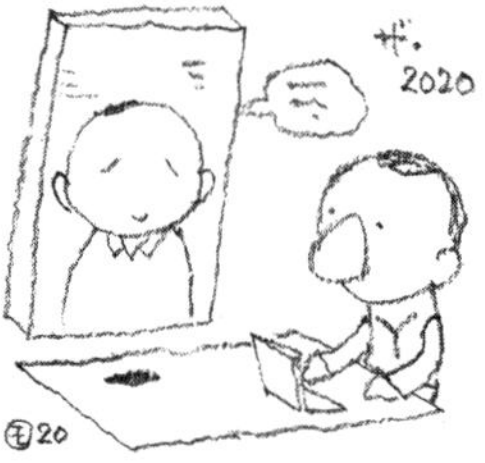

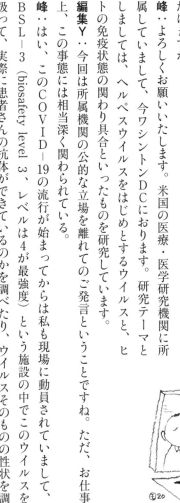

バックグラウンドと今の仕事から、一番得意な分野は分子生物学的な分子ウイルス学、免疫学という、基礎的なところです。正確には「ウイルス免疫学」と言いまして、ウイルスとは何であるかとか、ウイルスに薬をどうやって効かせるかとか、そういった仕組みについての研究、そして、それらを利用したワクチンの開発などですね。

それから、私は病理診断医なので、検査と、「診断」とはどういうものかということについてはある程度経験と知識があります。けっこう医師としては特殊ですね。日本には医師は33万人ぐらいいますが、病理医って全国で2000人ちょっとぐらいしかおりませんので。

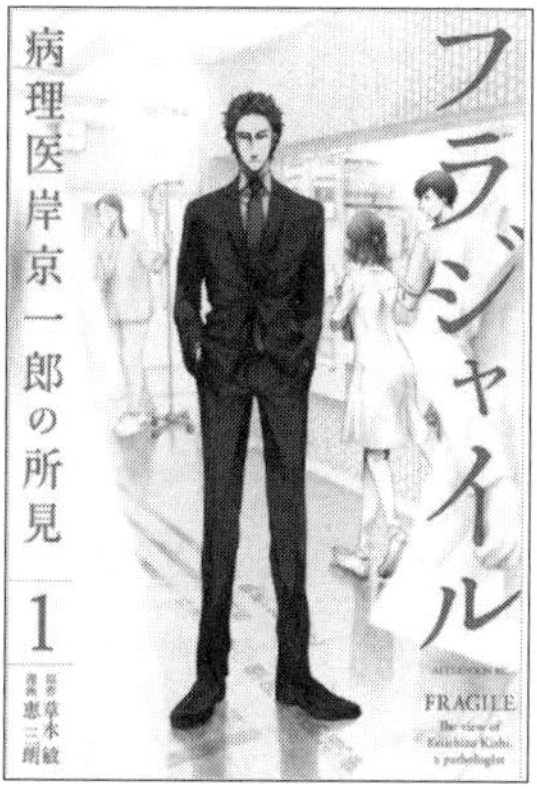

『フラジャイル
病理医岸京一郎の所見』

編集Y：病理医！　一度お会いしてみたいと思っていたジャンルのお医者さんです。先生、『フラジャイル』（恵三朗、原作：草水敏、講談社「アフタヌーン」連載）というマンガ、もしかしてお読みじゃありませんか。

峰：はい、全部読んでいます。大変面白いですね。というか、病理医としては読まないわけにいかないですよ。

編集Y：そうですか！　このマンガの話もお聞きしたいのですが、続きをどうぞ。
峰：では、それはそれとしまして（笑）、私は病理医ですので、内科の医者としては本当に初期研修しかやっていない。ですので、治療、これについてははっきり言って分かりません。私の知り合いには臨床医がたくさんいますので、その方たちからよくお話を聞いて、勉強させていただいています。

テレビで新型コロナの未来予測を話す人は……

峰：あと、こういう流行する感染症に関しては、やはり数理モデリングとか感染症疫学の知識が極めて大事です。そして、これに関して、私は本当に専門外ですね。まぁ、おそらく、テレビに出ている人で専門の人はいません。
編集Y：いませんか。
峰：いませんね。なので、「この流行はいつまでに終息（収束）するか」という予測とか、長期的、中期的展望を述べる人は全部、根拠の薄弱な発言をしていると思っています。端的に言えばうそつきです。
編集Y：うわぁ。

峰：あっ、訂正します。尾身先生（尾身 茂自治医科大学名誉教授、新型コロナウイルス感染症対策専門家会議副座長）だけは述べる資格があると私は思っていますけど、その尾身先生でさえも、そこは丁寧に回避して触れられていません。あとは北海道大学から京都大学に移られた西浦先生（西浦 博教授）はこの疫学モデリング分野の第一人者なので、西浦先生が述べているモデリングとか短期的な予測はかなり精度が高いと思います。私も勉強しながら、追い掛けているところです。

あと、私のバックグラウンドとしては、病理診断医としての活動を通して、多くの解剖を手掛けています。それを通して、若い女性の方の子宮頸《けい》がんの問題に気がつきました。

編集Y：え？　どうしてでしょう。

峰：私は赤ちゃんからおじいちゃん、おばあちゃんまで、仕事で解剖してきているんですけれど、若い、ちょうどお子さんを育てているぐらいの世代の女性が亡くなる病気って、子宮頸がんとか脳腫瘍とかぐらいなんですよね。

編集Y：ああ……死因を知るために解剖をしていくと、子宮頸がんの多さに気がつくと。

峰：でも、子宮頸がんは実はワクチンで防ぐことができるんです。この病気はヒトパピローマウイルス（ＨＰＶ）というウイルスで起こるんですね、このウイルスも私は専門に加えまして、ワクチンの普及活動をここ3年ぐらい、けっこうまじめにやっております。自己紹介としてはこんな話でいいでしょうか（笑）。

専門家の話には巨大な「水面下」がある

編集Y：ありがとうございます。仕事柄、いろいろな専門のお仕事をされている方のお話を、専門は何もない自分が伺っていて思うのは、「専門家がコメントとして発する一言は、その方が持っている見識の文字通り氷山の一角で、水面下には膨大な思考や経験がある」ということなんです。

ご本人はそれを所与のものとしてお考えなので、あえてお話しにはならない。一方、門外漢がコメントに出てきた部分だけを受け取ると、自分にとって「分かりやすい」部分だけを自分の思い込みで理解して、「そうだったのか！」と、話し手の意図を外した大騒ぎをして、案外それが、分かりやすさ故にバズったりする。

峰：なるほど。

編集Y：これを避けるにはどうするか。インタビュアーがまず勉強することが一番なんですが、その上でインタビューの際に、専門家の方からは余談、回り道、と思えるような初歩的な情報や個人的な経験談でも、できるだけしつこく詳しく伺って、読者が話し手の「水面下」をある程度は共有できるようにしたら、すこしは誤解も減るんじゃないか。遠回りのようでも、このほうが専門分野の知識に、楽に到達できるのでは、と思うわけです。なので、あれこれ、「なんでこんなこと聞くんだ」とお思いになるかと思いますが。

峰：（笑）いくらでも突っ込んでくださって大丈夫ですよ。どこから始めましょうか。

編集Y：この本を読む方は、すでに大量の新型コロナ関連の情報に触れているはずです。その中には峰先生からすれば「？」というものもあるでしょう。まずは、ウイルス、免疫の研究者として、「現状確実に言えること」を、整理していただくのはどうでしょうか。「私はこういう考え方をしています」という、先生の自己紹介にもなると思います。

峰：では「知っているわい」と思う方もたくさんいるでしょうけれど、新型コロナウイルスの基本的なところから、最近の状況まで含めて簡単にお話ししますね。

まず、「コロナウイルス」というものは何なのか、からお話ししたいと思います。よく使われる「COVID－19」（コビッド・ナインティーン）、新型コロナウイルス感染症というのは、COVID－19という〝病気〟の名前なんですね。ウイルスの名前ではありません。

編集Y：「COVID」って、そもそも何のことなのでしょう。

峰：「COronaVIrus Disease」ですね。そこに2019年の19が付いて、2019年に発生したコロナウイルスによる疾患、という意味です。
編集Y：専門用語かと思ったら、割とシンプルな言葉なんですね。あ、ついでに「感染症」というのは何のことか、教えていただけますか？
峰：「何らかの病原体が、ヒトの身体に侵入して起こす」疾患を指す言葉です。
編集Y：なるほど、水や食べ物、暑さ寒さなどの環境からだとか、自分の遺伝子などの問題ではなくて、生物が侵入して起こす病気。流行るかどうか、ではないんですね。
峰：そうですね。もうちょっと正確に述べますと、病原体は「生物」と限定はしていません。というのは、ウイルスは「生物」と言えるか微妙なのです。なので、病気を起こす小さなモノを「病原体」と総称しています。病原体には細菌、真菌、ウイルス、寄生虫、タンパク質などが含まれます。
編集Y：ウイルスはなぜ生物ではないのでしたっけ。
峰：ごく簡単に述べてしまうと「細胞」を持たないからです。人間をはじめとするいわゆる「生物」は、膜（細胞膜）で囲われた細胞でできていて、細胞の中で生きるために必要なエネルギーを作ったり、「遺伝子」をコピーして増殖（細胞分裂）したりするんですが、ウイ

細胞とウイルス

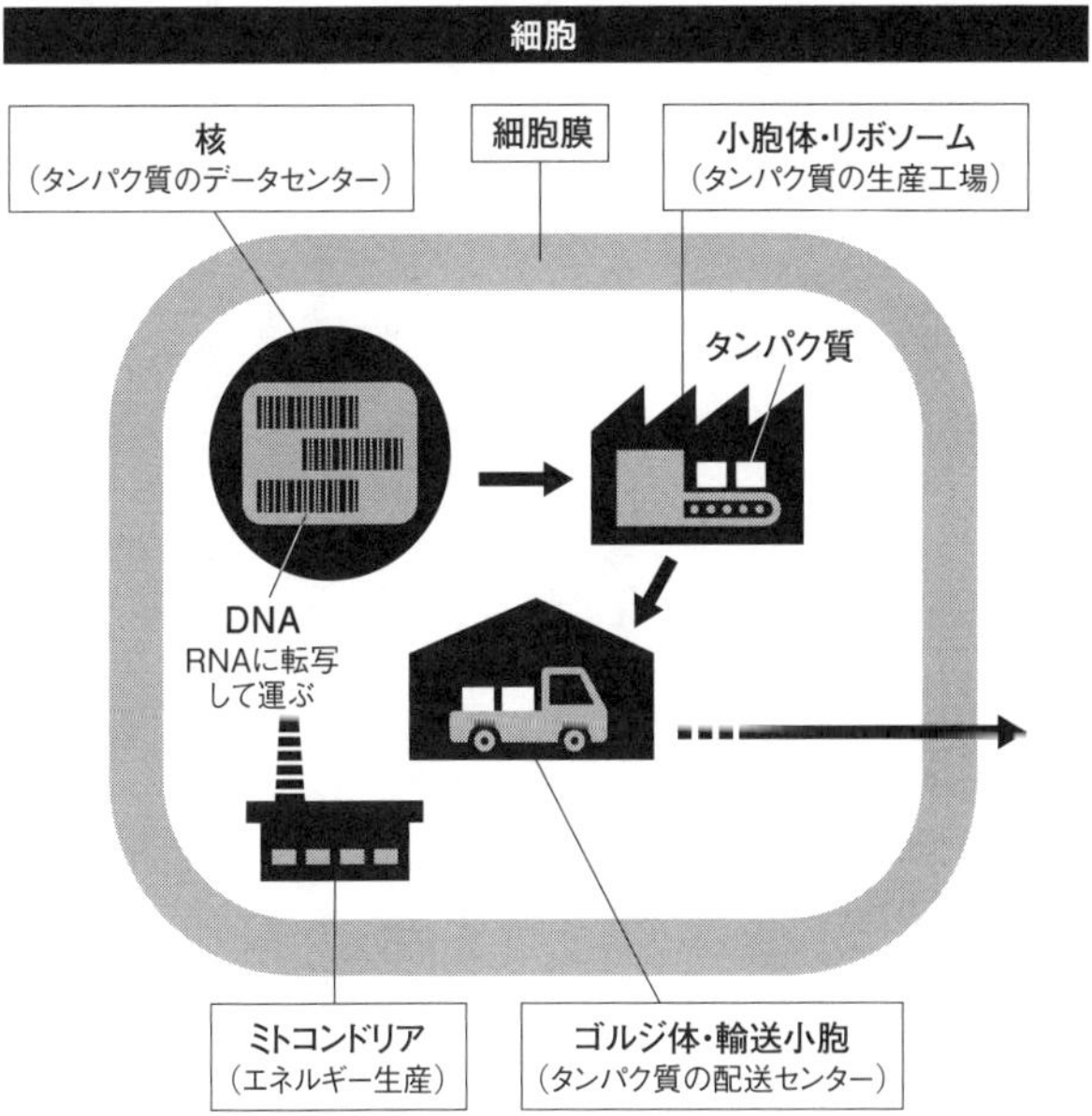
細胞
核
（タンパク質のデータセンター）
細胞膜
小胞体・リボソーム
（タンパク質の生産工場）
タンパク質
DNA
RNAに転写
して運ぶ
ミトコンドリア
（エネルギー生産）
ゴルジ体・輸送小胞
（タンパク質の配送センター）

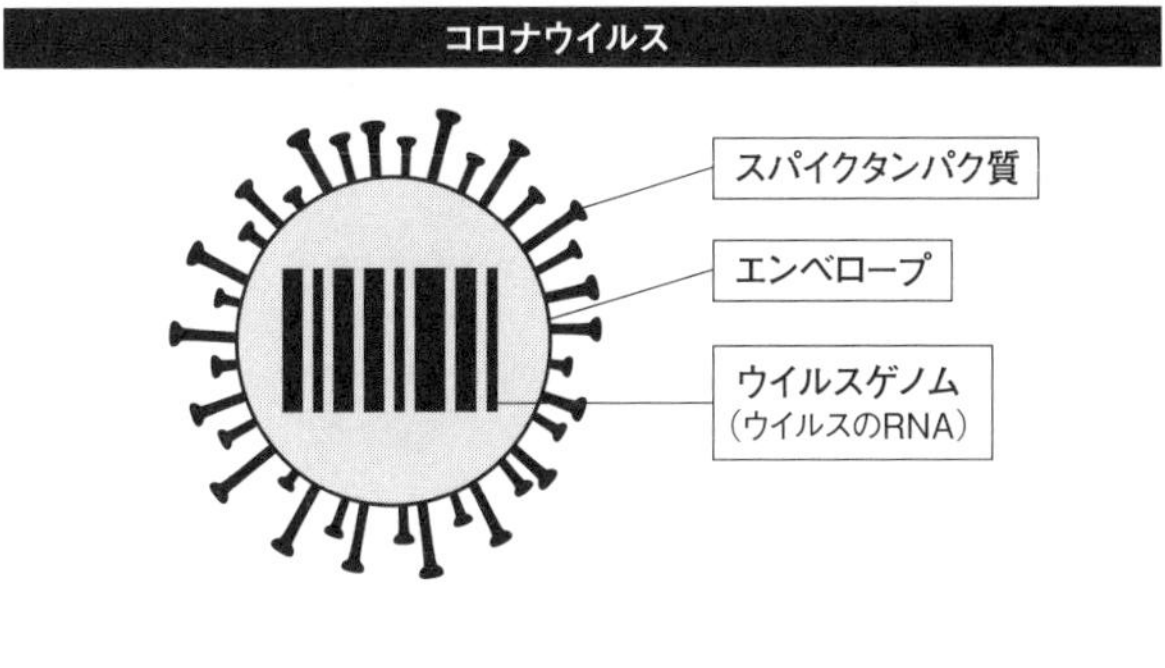
コロナウイルス
スパイクタンパク質
エンベロープ
ウイルスゲノム
（ウイルスのRNA）

ルスにはそういった基本機能が欠けているんですね。

編集Y：じゃ、増えることができないじゃないですか。

ウイルスはヒトの細胞を乗っ取って増える

峰：そう思いますよね。ウイルスはいわば「遺伝子とその容れ物だけ」の存在なんです。だから、単独で増えることはできない。そのかわり、別の生物の細胞に侵入し、その増殖機能を乗っ取って自分の遺伝子のコピーを増やすわけです（図は127ページ）。

編集Y：げげっ。言ってみればハードウェアがなくて、データだけの存在で、人のハードを乗っ取ってデータを書き込んで増える、と。うう、怖い話を聞いてしまいました。

峰：いやこの話、新型コロナを考えるときにけっこうキモですから、覚えておくといいんですよね。ちなみに、ウイルスの持つ遺伝子はDNAのこともあれば、コロナウイルスのようにRNAで保持されていることもあります。もうひとつトリビアをお話しすると、遺伝子はよくDNAと同じものとしてメディアで扱われていますが、実際には遺伝情報そのものを持つのは、DNAの一部だけです。

さて、ご存じと思いますが、コロナウイルスというのは、いわゆる風邪（普通感冒＝上気道の急性の炎症）を起こすウイルスのひとつです。

編集Y：え、風邪の一種？

峰：ええ。風邪を起こすウイルスには、ライノウイルスとかRSウイルスとかヒトメタニューモウイルスとか、他にもいっぱいありますし、ウイルス以外の原因による「風邪」もあります。

コロナウイルスにはこれまでに判明していただけで6つの種類がありまして、そのうちの4種類が普通感冒の主な原因になります。風邪のうち10％～35％はコロナが引き起こしていたと思われます。つまり、非常にそこら中にいるウイルスです。

その4種類とは別に2種類、「重症急性呼吸器症候群」、はい、「ＳＡＲＳ」ですね。そして中東で今でもくすぶっている「中東呼吸器症候群（ＭＥＲＳ）」、この2つの病気の原因となるウイルスがあります。

今回の新型コロナウイルスの名前は「ＳＡＲＳコロナウイルス2（ＳＡＲＳ－ＣｏＶ－2）」と付けられました。ＳＡＲＳを起こすコロナウイルス（ＳＡＲＳ－ＣｏＶ）によく似ていたことから命名されたわけです。コロナウイルスの中で7番目に見つかった、ヒトに感染するウイルスになります。ここ大事です。

コロナウイルスの分類

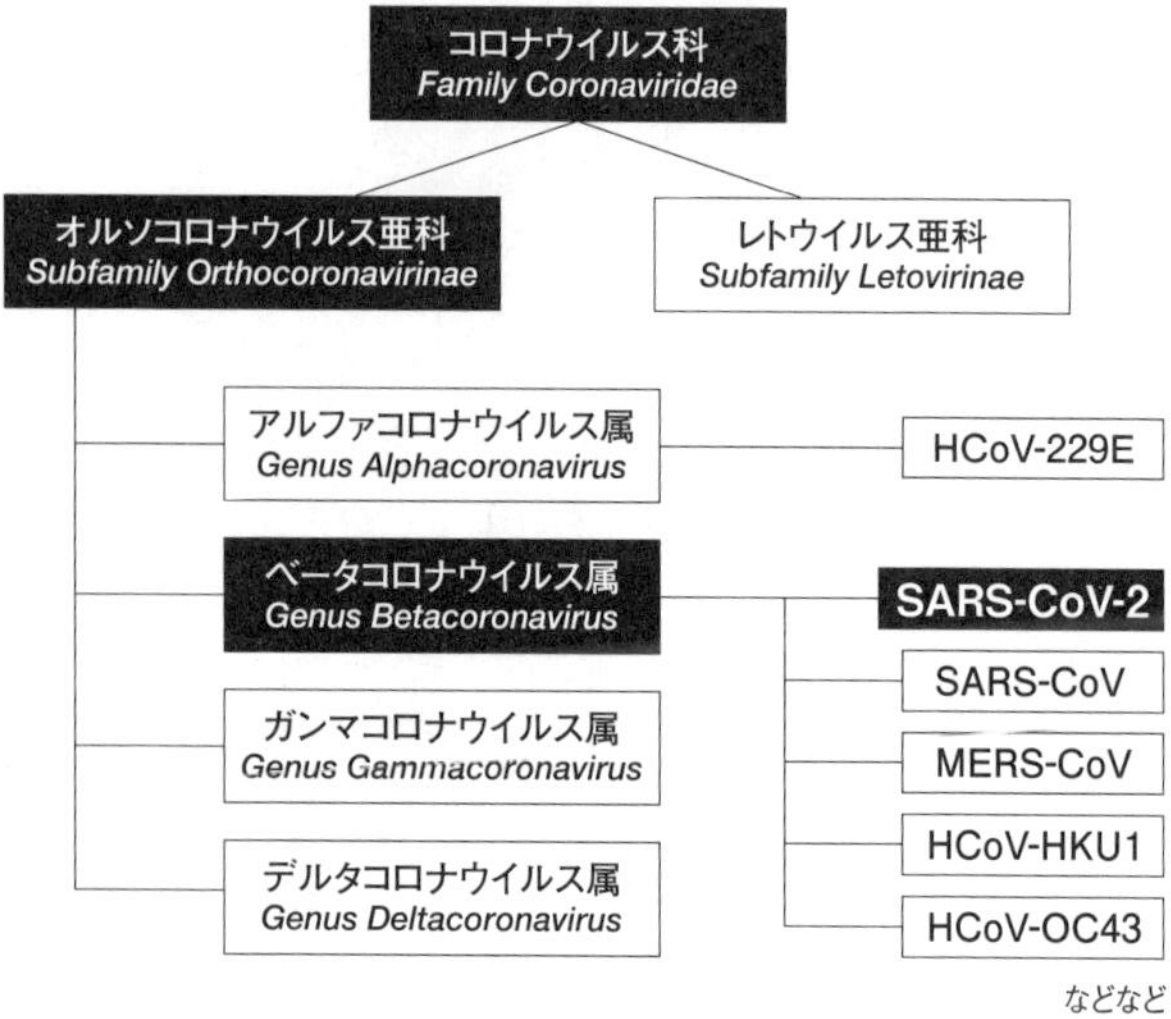

編集Y：SARSのウイルスとの類似性の高さが、新型コロナ攻略の鍵になるかもしれない、という意味でしょうか。

峰：その通りです。

編集Y：ちなみにSARS、MERSって、どういう経過をたどったのでしたっけ。

峰：SARSは2002年に発見されて、2003年に大流行となりました。中国から流行して複数の国に広がりましたが、日本には一切入ってきませんでした。

SARSは致死率、この場合はCFRというのですけれど、およそ

10%あったんですね。今の新型コロナウイルスは致死率が2%ぐらいです。SARSとCOVID－19では大きな差がある。重大な感染症でしたが、実は8カ月間で終息して、完全にこの世の中から消えました。

MERSはヒトコブラクダ由来のコロナウイルスが起こす感染症で、2012年に発見され、韓国で一時流行しました。今でも中東でぽろぽろはやっていまして、致死率が35%ぐらいあります。10人かかれば、4人が死んでしまうというような病気です。このウイルスもSARS－CoV－2と少し似ているんですけど、やはりSARS－CoVのほうがずっと類似性が高い。

その致死率はどっち？　「致命割合」と「感染致命割合」

編集Y：で、「この場合はCFR」と言われましたが、致死率にもいろいろあるんですか？

峰：CFRは「致命割合：Case Fatality Ratio（または Risk）」のことで、その感染症だ、と確定診断が出た患者の方の中での、亡くなられた方の比率です。

もうひとつはIFRで、これは「感染致命割合（Infection Fatality Ratio or Risk）」といって、確定診断は出ていないけれど、感染したと思われる人を分母に取ったものです。もちろん正確な感染者数は分からないので、推定したものになります。

編集Y：そうか、世の中の感染者全てがお医者さんにかかって「確定診断」をもらえるわけじゃないですからね。しかし、推定を含むＩＦＲのほうが分母がＣＦＲより大きくなるから、致死率は下がりますよね。推定した数字で致死率を下げることに、何か意味があるんでしょうか？

峰：はい、致死率はＩＦＲのほうがケタ違いで下がります。もちろん意味はあるんですよ。「これは××の感染症だ」と確定診断が出せる国は、多くは先進国ですね。一方で医療体制が整わず、検査が進まない国もある。こうした医療体制の違いがある中で、ＣＦＲだけを使って、致死率を比較するとどうなりますか。

編集Y：サンプルの分母となる数が違いすぎてまともに比較できない？

峰：そうです。推定値ではありますが、医療体制の違いを吸収して致死率を検討するためにＩＦＲは必要なんです。でもこの2つを混同した報道ってけっこう多いんですよね。例えば、英国のインペリアル・カレッジ・ロンドンのチームが医学誌「Lancet」に3月30日に掲載された論文では「ＣＯＶＩＤ−19のＩＦＲの中央値は０・６５７％」と発表しました。

編集Y：コンマ以下ですか。ＣＦＲの「２％」とはえらく印象が変わりますね……。

今回の主要な出来事

日付	出来事
2019年12月31日	武漢市から「華南海鮮市場」に関連のある原因不明の肺炎患者が27人でていると発表
2020年 1月 1日	華南海鮮市場閉鎖
5日	武漢市で原因不明肺炎患者が59人に増加したと発表
6日	厚生労働省、疑似症サーベイランス検査を発出
9日	**新型コロナウイルス**を分離したと WHO声明
10日	WHOは新型コロナウイルスを**2019-nCoV**と命名、症例定義発表
11日	武漢市、原因不明患者のうち41人から2019-nCoVゲノムを検出、**1人死亡**を発表
13日	タイで**中国外初の患者**を1人確認
14日	武漢、ヒトーヒト感染が示唆される夫婦の事例を発表
15日	武漢市で2人目の患者が死亡
16日	**日本で初の感染者**を確認
18日	武漢市での患者確認累計100人を突破
20、21日	北京・上海でも患者を確認
23日	WHO　ヒトーヒト感染を公式に認め、**基本再生産数R_0を推定1.4-2.5** と発表。**武漢市はすべての交通を遮断**

猛スピードで進んだ新型コロナの研究・対策

峰：この辺は後で触れることにして、話を戻しましょう。

新型コロナ禍の発端は2019年の12月31日、大みそかでした。中国の武漢の海鮮市場で27人が肺炎になったと当局が発表・報告したのですね。それからわずか10日間でウイルスが同定されました。これはすごいことです。

最初は「2019－nCoV」、ニューコロナウイルスと暫定的に命名されたんですけれども、そのほぼ翌日までには何とゲノムがすべて解読されました。ゲノムというのは遺伝情報、「生命体」の設計図です。その設計図が全部明らかになって、過去のコロナウイルスとの比較がなされて、「SARSとは違う。でも、そっくりだ」と、10日間で判明しているんです。

編集Y：ちなみに、SARSの場合はどうだったのでしょう。

峰：2003年のSARSの時期ですと、同定するのに1カ月近くかかっています。ざっと3倍のスピードで進んだと言ってもいいと思います。

その後も研究の進展はけっこう速くて、1月23日、約3週間後には基本的なうつりやすさも分かってきました。１月30日、発見から１カ月後にＷＨＯ（世界保健機関）が「国際的に懸念される公衆衛生上の緊急事態（ＰＨＥＩＣ）」を宣言しています。日本でもその翌々日には前倒しで指定感染症・検疫感染症に指定されたということで、非常に歩みが速かったわけですね。

２月初旬、「International Committee on Taxonomy of Viruses」といって、ウイルスの名前を付けている国際学術委員会があるんですけれども、そこがこのウイルスの名前をＳＡＲＳコロナウイルス２に正式に決定しました。ウイルスの名前はＳＡＲＳコロナウイルス２、このウイルスによって起こる病気がＣＯＶＩＤ－19、という使い分けをするようになったんですね。

その後、急激に世界に広がりまして、３月７日には世界の感染者数が10万人を超え、４月２日、約１カ月で世界中では１００万人を超え、あっという間に中国の病気から世界の病気になった。

ウイルスの特徴も相次いで分かってきました。最初に分かったのは「ヒトからヒトに感染が起こる」こと。これは当たり前のようで大事なことです。最初は動物から来ているわけですが、ヒトからヒトへの感染がない場合もあるんですね。しかし、今回はあった。主な経路は飛沫感染で、接触感染、糞口感染も起こりうると早くに分かってもいる。

次に、「R_0」、アールノート（ノートは〝ない〟を意味する「naught」より）とも言いますけど、このウイルスの「基本再生産数」も分かった。わずか1カ月以内のことなので、大したものです。

感染のしやすさを示す「基本再生産数」

編集Y：基本再生産数。さあ、面倒そうになってきました。
峰：この先を理解しやすくするために、ちょっとだけ基本的な数値の話です。基本再生産数とは、集団のすべての人に免疫が付いていない状態において、1人の感染者から何人に感染させるかという平均値なんですね。つまり、1人の人が2人にうつせば2ですし、1人の人が平均して3人にうつせば3ですし、1人の人が誰にもうつさなければ0になるわけです。
この最初の435例が報告された時点でR_0は2・2、つまり、だいたい1人が2・2人にうつすという結果になりました。西浦班で使っていたR_0、これはドイツでの推定値を採用していて2・5なんですね。なので、だいたい1人が2・5人にうつすということは、一世代ごとに2・5倍、2・5倍の2・5倍というふうに増えていくわけです。そして、実効再生

感染症をR_0で比較

感染症	主な感染経路	R_0	致死率
麻疹	飛沫核感染	12-18	0.1-0.2%
ジフテリア	唾液	6-7	
天然痘	飛沫感染	5-7	
ポリオ	経口感染	5-7	
風疹	飛沫感染	5-7	3-6%(途上国)
流行性耳下腺炎	飛沫感染	4-7	
HIV	性的接触等	2-5	
百日咳	飛沫感染	5.5	
エボラ	血液感染等	1.5-2.5	
季節性インフルエンザ	飛沫感染	1-3	<0.1%
SARS-CoV	飛沫感染	2-5	9-16%
MERS-CoV	飛沫感染	<1	30-40%
SARS-CoV-2	飛沫感染	1.4-5.7?	2%程度か

出所：BMC Infect Dis. 2014;14:480, Epidemiol Rev. 1993;15:265-302. etc.

産数によって感染しやすさが評価できるんですね。

編集Y：あ、ちょっと待ってください。基本再生産数と実効再生産数はどこが違うんですか？

峰：基本再生産数は「免疫がない」「何も対策が講じられていない状態での再生産数、実効再生産数は、免疫やワクチン、あるは外出規制などの対応策が取られている現状での再生産数です。

編集Y：実情に近いのが実効再生産数なのか。R_0で比較するのは、生の感染力を比較するため

飛沫感染と飛沫核感染（空気感染）

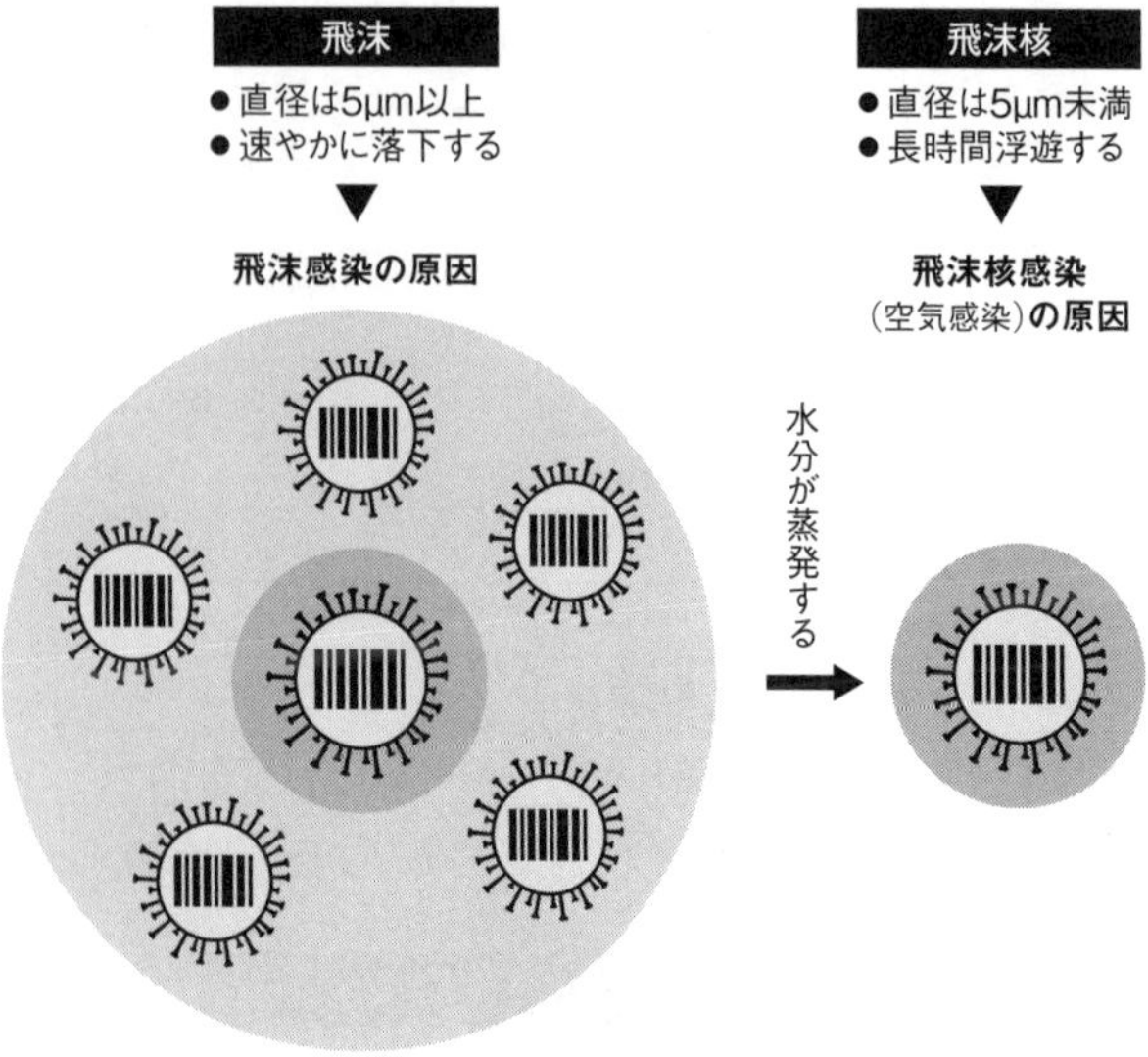

なんですね。ちなみに、初期435例の「R_0＝2・2」の報告は中国のものですね。ドイツの数字のほうが大きい（R_0＝2・5）のは、サンプルや環境の違いでしょうか。

峰：はい、条件が同一ではないので、ブレが生じているということだと思います。日本では、ドイツの値を採用したわけです。

　R_0の値を他の感染症と比べてみてください。似ているウイルス、SARS－CoVでは2から5だったので同じぐらい。MERS－CoVは1より小さいので大規模な流行が起こらない理由が分かります。再生産数が１より下だと自然終息します。１人が１人にうつすか、うつさないかですから。季節性インフルエンザは１から３程度といわれていますね。なので、インフルエンザと似た広がり具合かなと最初は思っていたわけです。

編集Ｙ：再生産数は何によって変わってくるのでしょう。

峰：ひとつは感染経路です。空気感染をするウイルス、例えば、麻疹（ましん、はしか）。感染経路に「飛沫核感染」と書いてありますよね。

編集Ｙ：ん？　あ、他は「飛沫感染」で、これは「飛沫〝核〟感染」ですか。……ごっちゃになりそうだ、分かりにくいな。

峰：「核」の有無で意味が大きく違いますね。ウイルスの周りを唾液など由来の水分が取り巻いている「しぶき」を「飛沫」と言いまして、サイズも多くは５マイクロメートル以上と大きく、重いので速やかに落下します。水分が蒸発した、ほぼウイルスなどの固形物だけで浮遊するような状態が「飛沫核」で、これは空気中を長時間浮遊することになるので、感染力が桁違いになるのです。麻疹はR_0が18近くあります。つまり、１人が18人ぐらいにうつしてしまう。

編集Ｙ：新型コロナウイルスはどうなんでしょう。

峰：多くの状態において空気感染（飛沫核感染）はせず、飛沫感染が主体ということもありますし、ここに挙げたものの中ではインフルエンザに近いかなという感じです。

致死率（致命率）については、ＣＦＲが２％近いと見られる今回のウイルスは、高めであることは確かです。

致死率はインフルエンザ並み、なのか？

編集Ｙ：なるほど。ちなみにインフルエンザの致死率は……（検索している）「季節性インフルエンザでは世界的には０・１％未満というのが一般的」ですか。それに比べると確かに高いですね。感染力はインフルエンザ並み、致死率は20倍ですか。うーん。「対策が大げさだ、ちょっとヤバいインフルエンザ程度じゃないか」という声が出るのは、この辺を見てのことかもしれませんね。

峰：……いやいやいや、世界的に見てインフルの致死率は０・１％「未満」と言いましたよね。その数字は米ＣＤＣ（疾病対策センター）やＷＨＯ（世界保健機関）のものですが、「医療機関が未整備な国も含めて、世界全体で考えるとこのくらいだろう」という数字です。

編集Ｙ：相当の推定が入っているわけですね。しかも、上限いっぱいを見て０・１％という意味だと。ということは、この数字は先ほどのＩＦＲということですか？

峰：そう言ってもよいと思います。

編集Ｙ：では、ＣＦＲどうしで比較したいですね。日本でのインフルエンザによるＣＦＲってどのくらいなんでしょう。

峰：神戸大学の中澤港先生の資料がネットで公開されています（https://minato.sip21c.org/COVID-19-J.pdf）。こちらによると「季節性インフルエンザの確定診断がついた患者数（推定値）は日本では年間１０００万人、直接の死者は２０００－３０００人なので、ＣＦＲは0・02－0・03％」とのことです。中澤先生は北大の西浦先生のデータにも触れて「（新型コロナの）ＩＦＲは0・3～0・6％と推定（Nishiura 2020）、おそらく季節性インフルエンザのＩＦＲは0・005～0・01％」とされています。

編集Ｙ：おう。ＣＦＲで較べると、新型コロナが２％なのにインフルは0・02％。致死率が二ケタ違いますね。１００倍じゃないですか。

峰：基準・前提を統一することと、ケタの問題は、モノを考えるうえで極めて重要です。今後も、数字をみるときには「同じ前提なのか」と「ケタ」を見ていくように注意してくださいね。

新型コロナウイルスが手強い最大の理由

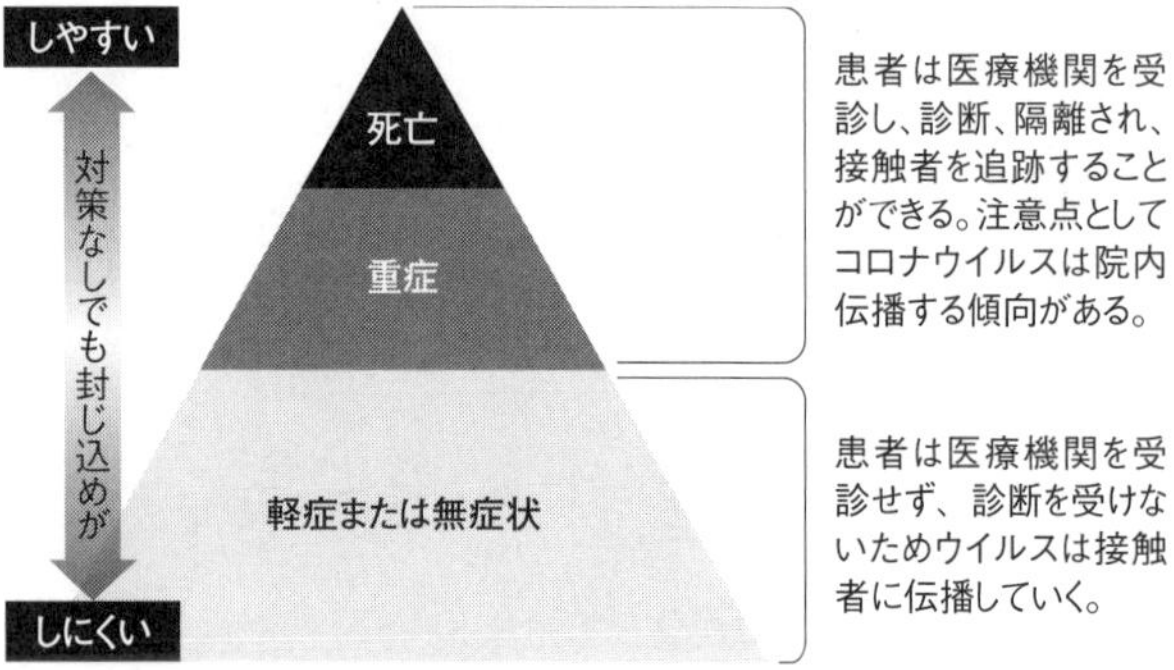
しやすい
対策なしでも封じ込めが
しにくい
死亡
重症
軽症または無症状
患者は医療機関を受診し、診断、隔離され、接触者を追跡することができる。注意点としてコロナウイルスは院内伝播する傾向がある。
患者は医療機関を受診せず、診断を受けないためウイルスは接触者に伝播していく。

出所：Figure 1. Surveillance Pyramid and Its Relation to Outbreak Containment.
A Novel Coronavirus Emerging in China －Key Questions for Impact Assessment
NEJM January 24, 2020.

感染しても気付かず人にうつしてしまう

さて、インフルエンザとの違いはまだまだあります。インフルエンザにはワクチンもありますし、症状が多くの人に出ることから感染者の発見も比較的容易です。全然状況が違います。新型コロナウイルスに厳重な対策が必要なのは、自覚症状がない場合もあり、診断・隔離が難しくて、現状では特効薬やワクチンもないからです。拡大しはじめたら薬などでは止められない。

感染が一気に広がれば、その大半が軽症者だとしても、必ず出てくる重症者も確実に増えますので医療機関が対応できる限界を超え、診療ができなくなれば、死者の絶対数も増えてしまうでしょう。

編集Ｙ：そうか、これはR_0だから、すでにワクチンがあるウイルスのＲはもっと低くなるわけですね。

峰：ワクチンの話はあとで詳しく触れましょう。ここまでを踏まえて、新型コロナウイルス対策で大事なことをお話しします。大事なのは、この三角形なんです（右ページ）。

編集Ｙ：はい。

峰：死亡と重症を合わせたこの上の２つの部分がありますね。ＳＡＲＳに感染した人は、その多くがここに含められていたんです。つまり、ＳＡＲＳコロナウイルスに感染してしまうと、たいていの人は重症になってしまうか、死んでしまうんです。かかればはっきり体調が悪化するので、本人が進んで医療機関を受診しようとしますし、症状が重いので診断も容易。ということは、隔離も容易ですし、接触者の追跡も可能で封じ込めができるんです。

編集Ｙ：あ、となるとＭＥＲＳは致死率が〝高すぎ〟て、感染者が出歩いて広げることができないから再生産数が上がらない、ということか。

峰：そうですね。それに対して、今回の新型コロナウイルスは軽症、無症状が非常に多い。だいたい40％から44％ぐらいは軽症、無症状のゾーンに入るといわれています。そうする

飛沫による感染経路

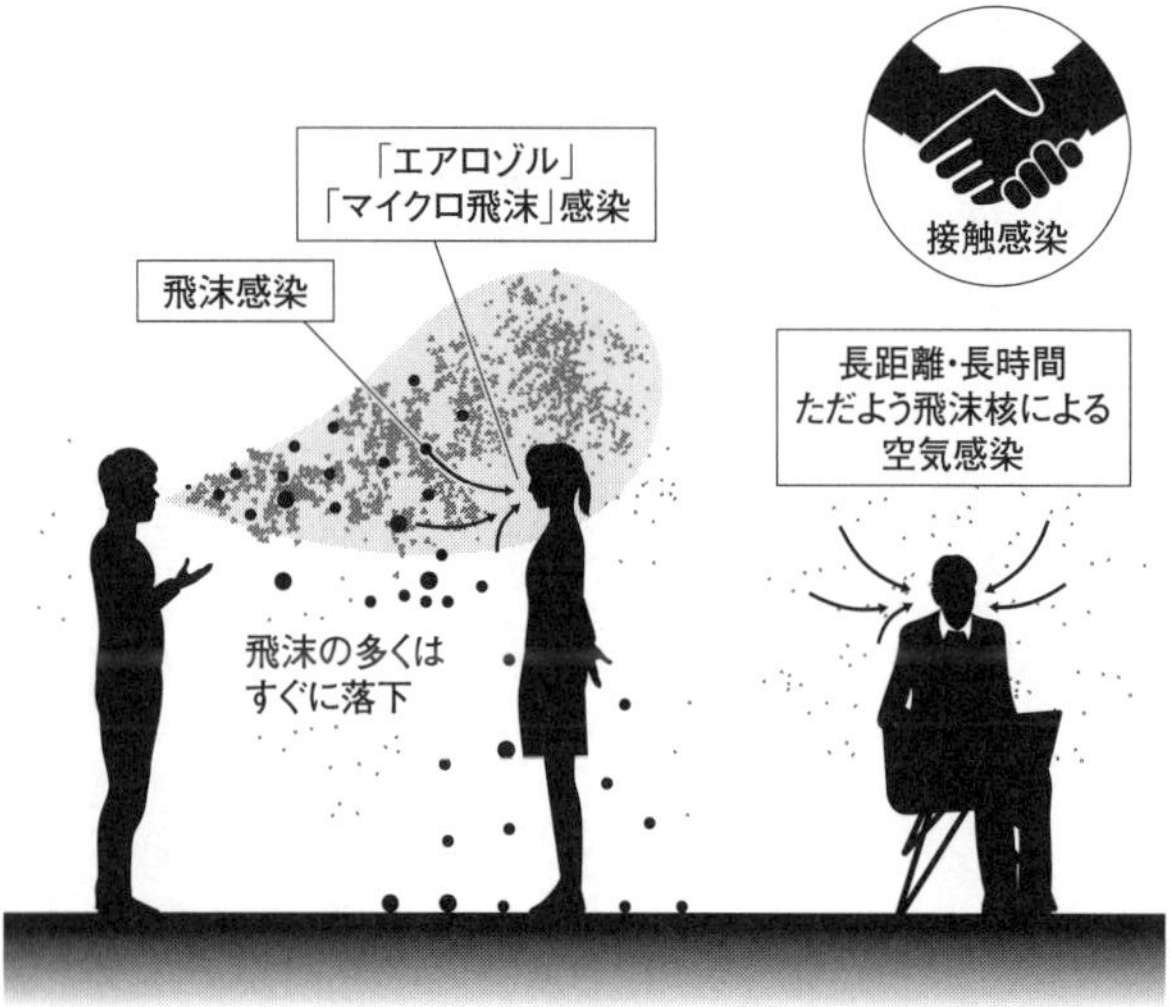

出所：J.Wei, Y,Li/American Journal of Infection Control 44(2016) S102-S108

と、「体調が悪い」と自覚できませんから医療機関を受診しない。受診しなければ感染を確認する機会がない、ということは隔離ができない。感染者の4割が自覚なく感染を広げてしまいうるというのが、大きな特徴なんです。

編集Y：ああ、だから「自覚のない人も含めて、大規模な感染チェックをやるべきでは」という意見が出てきて、それが、PCR検査増を求める声につながったのでしょうね。

　検査の話はひとまず措きまして、ここまでで分かったことを踏まえて、どうすれば感染拡大を防止できるのでしょう。

対策の中心は飛沫感染を防ぐこと

峰：「日常生活の中で、感染をどう防ぐか」ですね。それには感染する経路を知らねばなりません。

編集Y：このウイルスの感染経路の中心は飛沫感染、接触感染とおっしゃいました。

峰：飛沫感染というのは、基本的にはくしゃみやせきとか会話によって飛び散る、先ほど出てきた飛沫で人にうつる。接触感染は汚染された手を介していくというルートです。

編集Y：そして、多くは飛沫感染であろう、と。

峰：ウイルス込みの「飛沫」というのは長くて4メートルまで拡散しているという報告もあるんですけど、たいていは2メートル以内に重力で落ちていきます。重いほうが早く落ち、小さくて軽いものはより長い時間浮遊します。

編集Y：あ？　もしかして、冬は加湿しなさい、というのは、のどを湿らせるということだけじゃなくて……。

峰：湿度を上げることで、空気中を漂うウイルスを含みかねない微粒子を重たくして、吸い込みにくくする効果もあるのでしょうね。

編集Y：なるほど。

峰：なので、人との距離を2メートル開けるのが大事だといわれるんですね。ただし、ジョギング中など動きや強い息の吹き出しがあると拡散が広くなるよ、というシミュレーションもあります。

編集Y：ディスタンシング（距離をとること）がやはり重要。そして気になるのは、実際の環境下でどのくらいウイルスの感染力が持続するかですよね。

峰：飛沫にウイルスが含まれた状態で空気中を漂い続けると、3時間後であってもその中には生きているウイルスがしっかり含まれています。ある意味「生きて」いるウイルスがそのドロップレット（飛沫）に含まれているということが分かってきたんです。

飛沫感染のイメージが新型コロナで変わる

編集Y：ところで、「エアロゾル感染」という言葉を聞くんですが、なんなのでしょうか。

峰：これはけっこう大事な話ですね。図を見てください。

編集Y：ははあ、飛沫感染と飛沫核感染の間がエアロゾル、みたいなイメージですか？

従来は5μmで機械的に分けていた

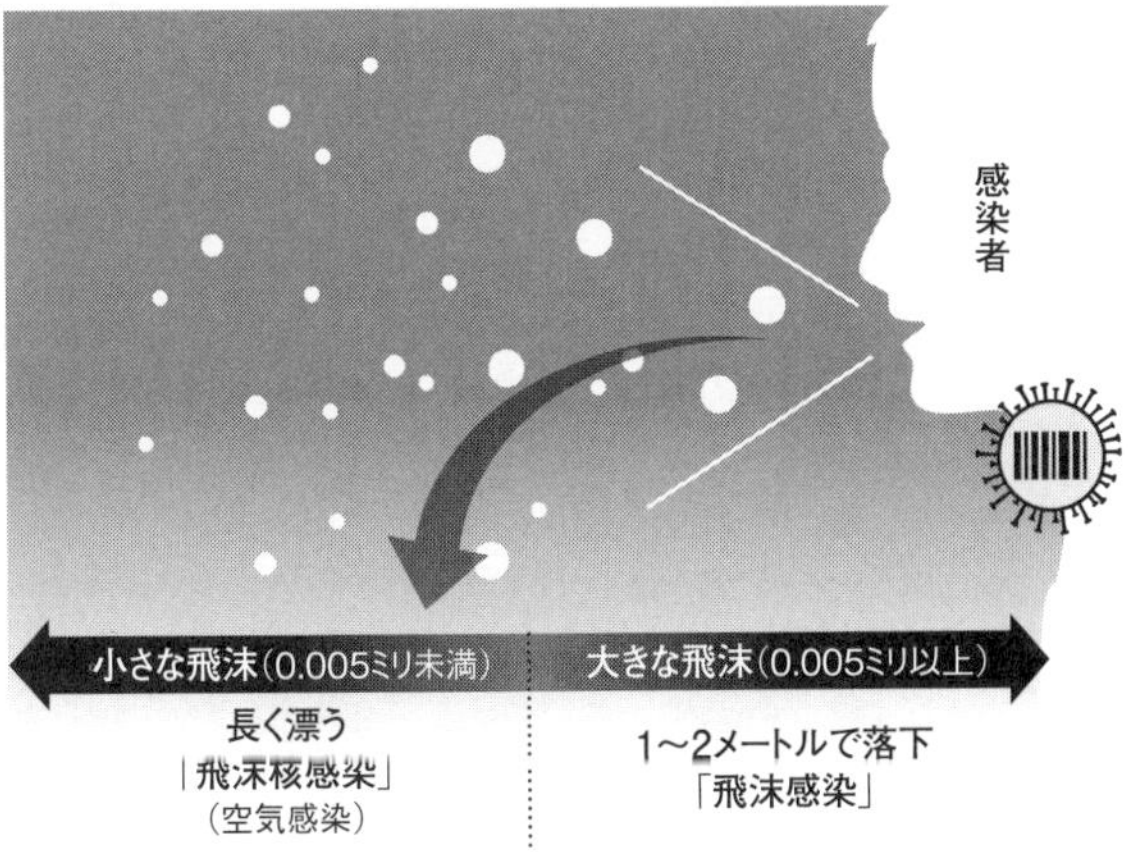

※0.005ミリ＝5マイクロメートル（μm）

峰：はい、いままで、というかまぁ基本的には飛沫と飛沫核はきれいにぱしっと分けていました。５マイクロメートルという大きさ、それから水分を含む、含まないと。でも冷静に考えると、「５マイクロより小さくても、まだ水分があるという状況もあるんじゃないか」という話ですよね。本来は連続している変化を、５マイクロメートルで人為的に切っているわけです。飛沫核ではないんだけど、すごく小さい飛沫があるだろう、と今回のコロナ禍の研究が進む中で認識が生まれて、これを「マイクロ飛沫」と呼ぶ動きが出てきたんです。

そして、換気が悪い密閉空間だと、長時間にわたって空気中にそういう細かい飛沫が漂うシチュエーションが起こり得る。そして、長時間滞留する細かい飛沫を吸入することによって起こる感染がかなりある、ということが分かってきました。これを「エアロゾル感染」と呼んでいます。

編集Y：飛沫感染と同じような原理だけど、従来の飛沫の定義より小さくて、それが3密（密閉・密集・密接）の環境下だと空気中に長く漂うから、感染しやすいといえる。

峰：そういうことですね。この辺は用語がまだ今後変わってくる可能性があります。そして概念も整理しながら話さないといけません。そもそもの飛沫核感染の定義などを独自の解釈で使ってしまって、混乱を招いている例も散見されますね。

接触感染対策は「やりすぎ注意」

編集Y：接触感染はどうでしょうか。

峰：ステンレスやプラスチック上では、48〜72時間後ぐらいまではその上に付いたウイルスが検出される可能性がある。ただし、量は大きく減っていきます。3日間ぐらいでだいたいは感染力はなくなると思われます。段ボールの上ですと40時間ぐらいですね。銅の上では8時間ぐらいで完全に活性が失われる。というふうに、付着したものの性状によって、ウイルスの耐性はけっこう変わるんです。

編集Y：3日間となると、外に出たらうかつにモノに触れないじゃないですか？

峰：接触感染としては、多くの人が共通に触れるところから手が汚染されますので、ドア、ボタン類、ATM、場合によっては現金だとか、スポーツジムの共有のマシンは気を付けたほうがいい。しかし、買い物してきたもの経由や食品経由での感染の報告というのは、実はないんです。

編集Y：えっ、そうなんですか？　なぜでしょうか。

峰：推測ですけれど、詰まるところ、不特定多数の人が触れる、その人数が多いかどうかという問題であると言えるのでしょう。感染した人などの汚染された手で触られたところがまずいんですね。汚染された手に多くウイルスが付いていると、モノに付着する。

編集Y：材質というより、感染した人が触れるかどうかの確率の問題ってことですね。

峰：「外で買ってきたものは全部消毒しろ、洗いまくれ」とか言う人もいますけれど、そこまで心配しなくてもいい。衣類についても、一度吸着したウイルスがまたはがれて感染するという報告はないに等しいんですね。なので、そういうところは安全であると言っていいと思います。とはいえ、これはもう大前提として、手はきちんと洗いましょう（笑）。

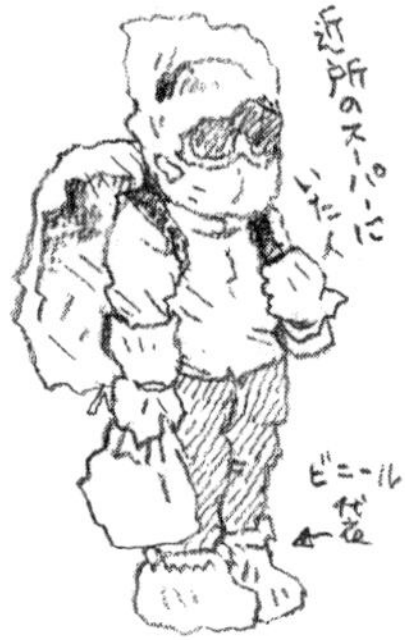

編集Y：ウイルスに触ったかもしれない手で、目をこすったり鼻毛を抜いたり歯に挟まった食べかすを取ろうと指を突っ込んだり……。

峰：そうそう。洗っていない手で目、鼻、口などの粘膜に触れるのはやめましょう。これはもちろんインフルエンザなどの他の感染症対策としても有効です。

そして、確率は低いとはいえ接触感染を防ぐために、たくさんの人が触るところに注意して、触った手で顔に触れない。手をよく洗う。人が触る表面などは消毒をしっかりすることも重要ですね。もっとも日本の状況は、ちょっと消毒を無意味にやり過ぎじゃないか、とも思うのですが……。

呼吸器感染症対策のゴールデンルール、睡眠と栄養

峰：ということで、呼吸器感染症の予防法リストを作ってみました（左ページ下）。

編集Y：これって日本が今までやっていること、でもありますね。

峰：はい。飛沫感染と接触感染を防ぐには、これら以外には特に予防法はないよ、と、どの

プロも言っていると思います。別の言い方をするならば、それ以外の予防法を言っている人たちはたいていは分かってない、ということですね。

編集Y：峰先生、言い切りました。大丈夫ですか？

峰：大丈夫です。呼吸器感染症の予防法として重要なことはここにあることがすべてなんです。この予防法のリストはかなり気合を入れて作ったものですが、これ以外に書くことがなかった。

編集Y：冒頭が「よく食べて、よく寝る」。……シンプルですね。正直、物足りないくらい。

峰：まず睡眠と栄養をしっかり取る。

この重要性は多くの研究で明らかになっています。結核、インフルエンザ、あらゆる呼吸器感染症では睡眠と栄養というのは予防のゴールドスタンダードなんですね。

それから手指衛生の徹底、せきエチケット、飛沫を飛ばさない。人混みを

呼吸器感染症の予防法リスト

- 栄養と睡眠をしっかりとる。
- 手指衛生の徹底
- 咳エチケット
- 3密を避ける
- 体調不良者と接触しない、体調不良なら外出しない
- マスクの着用
- 十分な換気
- うがいについては水で十分

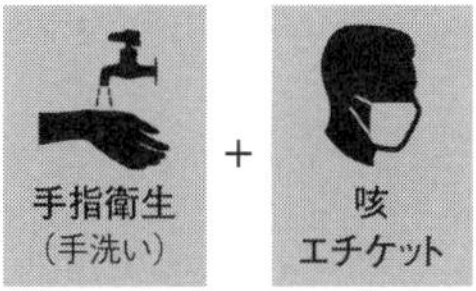

避けて、人から飛沫をもらわない。体調不良な人と接触しない、体調不良なら外出しない。これらは飛沫・接触感染を避けるための社会的距離ですね。これの強度を強めると外出抑制です。

編集Y：うがいは「水で十分」とありますが。

峰：これは日本発の研究がありまして、水道水でのうがいというのは上気道感染症を防ぐことが分かっています。ところが、うがい薬を使うとほとんど上気道感染症を防ぎません。

編集Y：えー。

峰：なので、うがい薬は使わなくてよいです。

編集Y：マスクについてはいかがでしょう。

峰：そもそも、マスクの目的は飛沫を飛ばさないことなんですね。つまり、他者に感染させることを防ぐためにするものなんです。

日本人はどうしても予防する効果、人からうつされない効果を大きく期待している人が多いと思うんですが、それは完璧ではありません。今では全員がマスクをしましょうという「ユニバーサルマスキング」というように多くの推奨が変わりましたけれど、これは、誰が感染しているか分からない。つまり、無症状の感染者からも感染があることが分かってきたため取られた措置ですよね。

編集Y：東京ではマスクをしていないと、外出がはばかられる雰囲気があります。

峰：全員がマスクをすべき、という考え方は、他者への感染リスクを大きく下げるという意味では許容されるものでしょう。しかし、マスク警察、マスクをしていない人は出ちゃいけないということまで言うと、これはかなり行き過ぎ感はある。それよりも、マスクは予防にも、感染防止にも、「完璧」なものではないということ、そこはやはりちゃんと伝わってほしいと思っています。

編集Y：マスク着用には、仮に自分が無症状の感染者だったとして、他者への感染を抑える効果は期待できる。だからといってマスクさえしていれば、外出も、仕事も、レジャーも新型コロナ以前同様でOK、ということではない、と。

峰：マスクの飛沫抑制効果というのは証明されつつある。でもそれもまた完全でも完璧でもないので、外出抑制、接触抑制、症状があれば外出しないという原則、そして、マスクをしていてもせきエチケットをしていただくのは守ってほしいというのが客観的なデータから言えることです。

編集Y：そう伺っていくと、社会的な行動原則はコロナが収束するまでは今後も変わらない、変えるべきではない、ということになりますか？　ちょっとがっかりなんですが。

現行の「感染を避ける」行動原則は案外正しい

峰：がっかりさせるかもしれませんが、それ以外の防ぎ方がない以上、簡単に完全にはパンデミック前の生活には戻れません。今はワクチンがない、治療薬もない、予防薬もないとなると、先ほど出した呼吸器感染症を防ぐというリスト以外、やることがないんですね。

そうすると「感染しないこと」が最も重要です。というのは、この病気は感染した際に「こういう人が重症化する」ということが事前に明確には分からないところがあり、しかも10％は重症化します。重症化した人は、医療リソースを多く消費してしまうので、防衛側に大きなダメージが来ます。そういうことを考えますと、人が多く集まり換気がよくない「密集、密接、密閉」の「3密」を避けるですとか、これらの環境をつくらない、近づかないというのは非常に重要になります。

「3密」もそうですが、飛沫感染に関しては、そもそも人がいるところには感染のリスクがありますので、せきエチケットなどを守っていただき、混む場所、特に「しゃべって混み、空気が停滞する場所」、飲食店、居酒屋、ライブ会場やイベントなどは要注意。換気も大事

日本の感染者数の推移

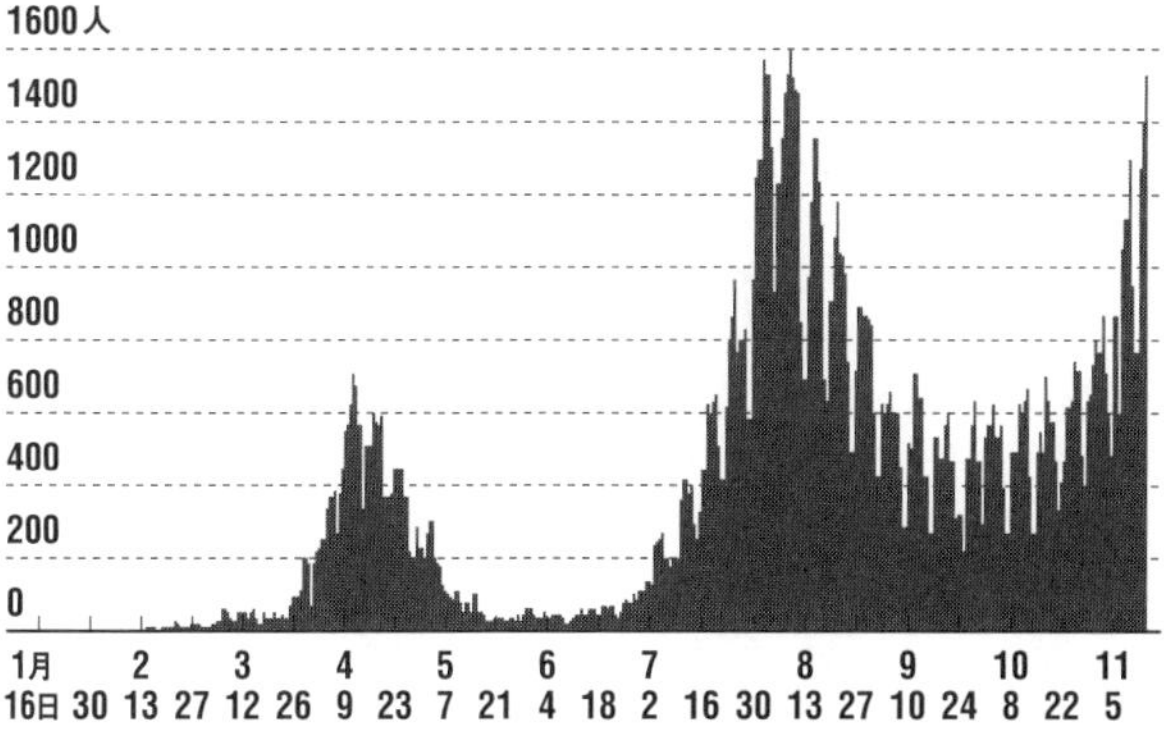

出典：厚生労働省ホームページ（https://www.mhlw.go.jp/stf/covid-19/kokunainohassei joukyou.html）11月11日時点のデータ

になってきます。

編集Y：うーむ。前半のご説明から考えると、無症状の感染者が多くいるということは、封じ込めは無理だ、ということで、封じ込めができないのならば、現実的な手は共存策を考えるしかない、となる。

峰：結局、そういった感染を避ける生活をするしかない。ここまでパンデミックな状態になると、完全な封じ込め、自然に消える可能性というのはまずない。今後このウイルスは人類の生活に定着して、ワクチンで抑制していく可能性が高い。疫学関係の研究者の発言も、そういう見立てが多いですね。

　対策は解除と強化を繰り返す形、つま

り、流行度合いを見ながらになると思います。「オリンピックは開催可能か」などの長期的な予測を語る方もいますが、それはワクチンの開発状況や集団の免疫の獲得状況、あとはウイルスの実際の流行状況にかなり依存する話です。このマルチファクターを解くことができる人はいないと思います。

完全な終息はワクチンによる集団免疫獲得、だけど……

編集Y：ゆえに、我々は飛沫・接触感染を気にし続ける習慣を持たねばならない。
峰：そういうことになります。もしも完全な終息をねだるのであれば……。
編集Y：あれば？
峰：それは、有効なワクチンが完成して、予防接種によって集団免疫が獲得できたとき、となるでしょう。現在急速に開発が進むワクチンが広く入手可能になるまで、ウイルスと共存する生活となります。
編集Y：ワクチンさえできればもう心配ないんですね！
峰：と、喜ぶ前に、みんなちょっと慎重になろうよ、というのがこの本の目的のひとつなんですよね（笑）。

編集Y：慎重に。なぜですか？

峰：実は研究が猛烈に進む反作用といいますか、研究者・プロの間でも玉石混淆《こんこう》の情報があふれかえっていて、インフォデミック（誤った情報の拡散による社会的被害の発生）が起きています。ワクチンの開発も「アウトブレイクパラダイム」という超速スキームで進められていて、動物実験の結果が出る前に人間に投与したり、投与する容量を安全性と効果の見定めのために段階的に増やしていくところを、すっ飛ばしたりしています。5～6年かかるところを1年以内でやろうとすれば、倫理観、安全性がトレードオフにならざるを得ません。

編集Y：何が何でも特効薬を、ワクチンを、と考えると、別のリスクを抱え込む恐れが出てくる、ということですね。

峰：ワクチンは新型コロナ対策の「決定版」です。ただし、もしもワクチンに何らかの問題があった場合、期待が高い分、失望が引き起こす反動は間違いなくものすごいことになります。日本で今後、別の病気を含めたワクチン接種が進まなくなる可能性もあるでしょう。万一接種が進まなくなれば、日本は新型コロナといつまでも縁が切れない国になってしまう。

編集Y：そこまで心配しますか。

峰：ええ。この新型コロナを巡る報道や、それによって起きた誤解、意味のない議論などを見ていると、一つ間違えたら、感染症対策にとどまらず、医療体制に大きなダメージを与える事態が起きかねない。ほんのちょっと、ウイルスや免疫の話を知っていれば、容易にウソと分かる話を信じて、パニックになったり、いらないところでストレスを感じたり、デマを拡大したりせずに済むのに。

編集Y：先生、そのウイルスや免疫の話ってめんどくさいですか。

峰：はい、どんな学問でもそうですが、最初はそれなりにめんどくさいですよ（笑）。でも、そこを面白く感じさせるのがYさんのお仕事じゃないですか。お手伝いしますから。

編集Y：えええ……。お手柔らかにお願いいたします。

この章の 知らないと不都合な真実

- 先行きを断言する発言にはたいてい根拠がない
- ぱっとしないけれど、「3密（密閉・密集・密接）」を避け、換気を意識することが大事
- 当たり前の「よく食べ」「よく眠る」が感染症対策のゴールデンルール

第　2　章

治療薬とワクチン、基礎の基礎

編集Y：「3密回避（換気が大事）」と「マスク・手洗い・うがい」、そして「睡眠と栄養」。これが感染症、ヒトの身体に病原体が侵入して引き起こす病気に対して、当たり前のように見えて、意外なほど重要なことが分かりました。

峰：お、そうですか。それはものすごくいいことです。

編集Y：その上で、そもそもなんですが、我々がウイルス感染症に対して医療面から打てる対策は、何通りあるんでしょうか。

峰：大きく分けると、「ワクチン」と「治療薬」になるでしょう。

編集Y：ワクチンと治療薬があって、これは別のもの。

峰：はい、両者は性格がまったく異なる対策です。ワクチンは感染する前に接種して、ヒトからヒトへの感染を防止するのが最大の目的です。感染した際に、症状を軽く抑える効果も期待できます。治療薬はかかった人の症状を改善するためのものです。

治療薬には「対・ウイルス」と、「対・免疫」がある

峰：治療薬からいきましょう。まず抗ウイルス薬。これは感染後のウイルスの増殖を抑え、症状の悪化を食い止めるためのものです。感染する前に接種しておくのがワクチン、感染し

て発症した際に使用するのが抗ウイルス薬ですね。

編集Y：ウイルスそのものをたたく薬、ということですか？

峰：そうなんですが、侵入した後に増殖するのを抑える薬、と理解してください。そもそも増殖させせなければ害はおそらくないわけです。侵入させないタイプとして、抗ウイルス薬とは少し違った形でウイルスを抑える「抗体製剤」も有望ですね。ウイルスに特異的にくっついて働きを邪魔する抗体を投与するというものです。ただ、まだなかなかはっきりした成果が出ていないところがありますね。

これら以外にも、炎症を抑えたりすることで治療効果を発揮する薬が探索されていて、効果が確認されているものとしては、ステロイドであるデキサメタゾン、これが重症例などで非常によい成績を出しています。

編集Y：ステロイド、って時々聞きますが、どういうものなんでしょうか。

峰：基本的には腎臓の上にある副腎で作られるホルモンが代表となる物質群で、ヒトの免疫系の機能を抑えます。

編集Y：免疫系って人間の身体が病原体と戦う仕組みですよね、ウイルスに侵入されているのに、それを抑えちゃってどうするんですか？

峰：ステロイドって炎症を落ち着かせるために処方されることが多いんですが、炎症は病原体と免疫系が戦って、まあ、市街戦をやって、火事になったような状況なわけです。必要な犠牲ですが、やりすぎると守るはずの町が廃墟になりかねない。

ＣＯＶＩＤ－19という病気の症状の原因を考えていくと、細胞に侵入し、増殖したウイルスが細胞を壊すという部分も大きいんですけれども、それと並行して、ヒトの免疫がウイルスと戦おうと激しく反応しすぎてしまう、つまり過剰な免疫によって身体にとって悪いことが起こることが分かってきているんですね。免疫の行きすぎ・暴走を抑えて症状の悪化を抑えるには、ステロイドが効く。そういう、「戦いを抑制・制御するための薬」なんです。

編集Ｙ：ウイルスの増殖抑制には関係しないけれど、症状の悪化は抑えられる、と。

峰：そういうことですね。

特効薬はないが、戦い方は分かってきた

峰：現在、特異的な抗ウイルス薬で、これさえ打てば大丈夫！　と言えるものは「ありません」。今現在の治療戦略としては、抗ウイルス薬のレムデシビル（ＷＨＯは推奨しないと言っていますが）と、免疫系を抑えるデキサメタゾン（ＤＥＸ、デックス、と呼びます）、

の組み合わせがおそらく主流になってきます。ウイルスが増えるのを防ぎつつ、免疫の暴走も抑える。

編集Y：抗ウイルス薬はどうやってウイルスの増殖を止めるんですか？

峰：抗ウイルス薬のターゲットは、メインプロテアーゼ、ORF1abなどの「酵素」とよばれる機能をもったタンパク質なんです。有望な主なターゲットは、ウイルスの設計図部分である遺伝子、コロナウイルスの場合はRNAなんですが、このRNAの自己複製機能をつかさどる「RNA依存性RNAポリメラーゼ（RNA-dependent RNA polymerase）」という酵素、これはRdRpと略すんですけど、このRdRpの機能を阻害して、自己複製をさせない＝増殖を抑える、という作戦です。

編集Y：おっとっと、先生、急にアクセルを踏まないでください。ウイルスは自分だけでは増えることができなくて、ヒトの細胞に侵入してその増殖機能を乗っ取って自分を複製して増えるんでしたね。抗ウイルス薬は、もしウイルスが侵入しても、肝心の増殖を邪魔する効果がある、ということですか。

峰：そうです。そのひとつが「ファビピラビル」。これは商品名「アビガン」ですね。

編集Y：ネットに資料がありました。どれどれ……「ファビピラビルの作用機序は，細胞内に取り込まれたファビピラビルが細胞内酵素により代謝・変換され、ファビピラビル・リボフラノシル三リン酸体（favipiravir-ribofuranosyl-5'-triphosphate）となり、ＲｄＲｐの基質として認識されることによりＲｄＲｐを選択的に阻害するものである。『ファビピラビル（Ｔ－７０５）―ウイルスＲＮＡ依存性ＲＮＡポリメラーゼ阻害剤―古田要介　富士フイルム富山化学株式会社』総説より）。うわーうわー。

峰：「遺伝子の複製」って習ったことがあるのではないかと思います。ＤＮＡとＲＮＡ。

編集Ｙ：ええと、さっき19ページの図でもちらっと出ましたよね（こっそりネットを検索している）ＤＮＡは遺伝情報を長期間保存するために使われる、２本の鎖みたいなヤツで、ヒトの遺伝情報もＤＮＡに書き込まれている……と。ＤＮＡをいわば鋳型にして、転写して、遺伝情報の伝達などを一時的に利用するために使われる、１本の鎖がＲＮＡ。

峰：コロナウイルスはＲＮＡだけを持っていて、ヒトの細胞の中で自分のＲＮＡを複製させて増える。アビガンは細胞の中で、ウイルスのＲＮＡ鎖が伸びていくときに取り込まれることで、その複製を邪魔する、ということです。

DNAとRNA

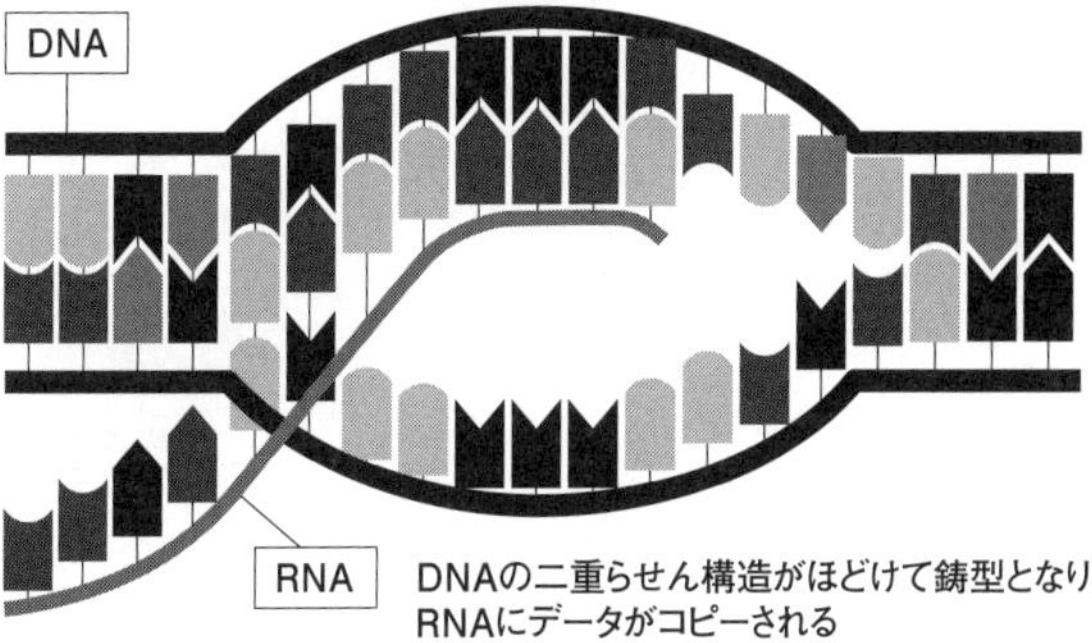

DNAの二重らせん構造がほどけて鋳型となり、RNAにデータがコピーされる

ＲｄＲｐ阻害薬は別のウイルス向けからの転用

編集Ｙ：ウイルスが、自分のデータが書かれた物質をコピーをする作業を、バグらせるわけですね、なんだか面白い。

峰：アビガンはインフルエンザウイルスの、レムデシビルはエボラウイルスのＲｄＲｐを狙って開発され、同じ理屈で新型コロナウイルスにも効くのではないか、と期待されたのです。

編集Ｙ：そうか、新型コロナ用に新たに設計して作られたのではなく「似たウイルスに効いた実績があるから、同じＲｄＲｐ阻害薬を試してみよう」ということだったのか。

峰：はい。目的をスイッチして検討していることから、これはスイッチによる薬剤探索ということになりますね。抗ウイルス薬には、RdRpの阻害以外にもいろいろなタイプがあり、メディアが大騒ぎして報道しましたが……。

編集Y：「救世主登場！」みたいに騒がれてはあっという間に尻すぼみになっていく、の繰り返しでしたね。あの、ちょっと思い出したんですけれど。

峰：はいはい。

「薬が効いた」という言葉の意味

編集Y：「アビガンという薬をもらったら、劇的に効いた」という患者さんの声が、2020年の夏前でしたか、ネットに流れたりしましたよね。特効薬がない、と言うならば、じゃああれはどういうことなのか。専門家の方は、「アビガンが効いた！」という患者さんの声を聞いてどう考えるのかを、教えていただけませんか。

峰：まず普通に医療・医学の研究者としてひとことで言うと、患者が治ったというだけでは、その薬が効いたか、効いてないかは分からないんですよね。

編集Y：それはなぜでしょうか。

峰：ある病気の人に薬Aを与えた。そして、「治りました！」となったときに、薬Aがそれだけで効いたと我々は言わないんです。というのは、Aを与えなくても治る可能性はあるわけです。例えば、たまたま自力で回復するタイミングで薬を飲んだのかもしれないじゃないですか。

編集Y：ああ……まあ、そう言われりゃそうですけど。そんなことを考えるんですか。

峰：考えるんですね。そして、アビガンに関して日本で行われていた観察研究（※注：通常の診療を通して患者の推移を見るやり方。検査のために介入を行うものは「介入研究」と呼ばれる）では、自分が見た限り、薬の経過なのか自然な経過なのか、よく分かりませんでした。

薬の効果を証明したい場合、科学者としてやることは簡単なんです。ランダマイズド・コントロールド・トライアル（RCT：randomized controlled trial：ランダム化比較試験）といって、治療群とコントロール群（対照群）とをつくるんです。アビガンを与える群とアビガンを与えない同じぐらいの病気の人。しかも1人対1人じゃなくて、必ず何十人対何十人などにして、さらに、どっちの群に自分が割り付けられているかも分からないようにします。予断がないようにするために。

それで明らかに差が出た場合に、初めて「薬が効いた」と言うわけです。なので、ひとつの経験として、この薬を飲んだら良くなったというのは、基本的に科学者としては、「よかったですね、その薬の効果かどうかは分かりませんけれどね」としか言えないんです。プラセボ、プラシーボ効果（偽薬効果）といって、普通のブドウ糖を「特効薬です」と言って投与したら、実際に元気になる方はいらっしゃるわけですし。

編集Y：そういう、介入研究を経ていない、RCTを行っていない研究の結果が、「治りました。（観察研究の結果としては）効いています」という言葉で世の中に流れ出ている。しかもこれって試験の条件さえ書いてあれば別に嘘じゃないわけだ。研究者は「ああ、観察研究で、ね」と、スルーする。ところが我々は文字通り「効果があったんだって！」と受け止めて一喜一憂している、ということですか。

峰：そうです。でも薬を飲んだ人としては、もし効果があれば「効いた、あの薬のおかげで助かった」と言いたくなりますよね。そうしたら、そういう人が発信してしまうのは当然です。

編集Y：それはそうだ。患者さんは責められない。

峰：2020年5月18日に日本医師会のつくった有識者会議が緊急声明を出しているんですけど（「新型コロナウイルス感染パンデミック時における治療薬開発についての緊急提

言」）、ランダム化試験を経ていない薬の承認はもう絶対にしないでほしい。印象だけで承認したり、非科学的な手法を取ったりすることはダメだということをはっきり言っています。これは当然なんです。あらゆる医者の、医者というか、科学の原則は比べることですから、比べることなしに何かを言ってしまうしいうことはやっぱり危ないんですよね。

編集Ｙ：「治った」＝「効いた」と直結してしまう一般の人と、専門家が言う「効いた」の意味は、やはり違うんですね。そのギャップを埋めるのが、本来、我々、メディアのやるべき仕事なんですよね……。

峰：難しいところもあると思いますが「効くか効かないか、どっちなんだ」という、「白か黒か」「マルかバツか」の、過度に分かりやすさを求める報道などは、害が多いように思います。「効く」という言葉にも幅があることを理解していただけたらと。

「ウイルス」と「免疫」の研究の狭間に

編集Ｙ：（話題を変えよう……）あ、そうだ。白か黒か、じゃないですけれど、先生は「ウイルス免疫学」がご専門とのことですが、これもなんだかどっちつかずのジャンル名ですね。これは「ウイルスから見たヒトの免疫」ということでしょうか、それとも逆でしょうか、どっちですか？

峰：なるほど。それはちょっと面白いご質問です。この本の主題のひとつである「ワクチン」に入る前には、ちょうどいい準備体操になるかもしれません。

そうなんです。私がやっている分野は「バイラルイミュノロジー（viral immunology）」といって、直訳すると「ウイルス免疫学」です。私が専門にしているのはヘルペスウイルスなんですけれども、だからといって「バリバリのウイルスの研究者」ではありません。ウイルスの専門家の方から言わせると「君はウイルス屋じゃない」となりますし、免疫の研究者の方からは「峰は免疫屋じゃないよね」となる。あれ、「屋」って、もしかするとまずい表現ですか。

編集Y：蔑視、侮蔑の意図がなければ問題ないと思います。つまりウイルス、免疫、それぞれの専門家の方からは「俺たちとは違うよな」と見られるわけですね。「ウイルス免疫学」って、具体的にはどんな学問なんでしょう。

峰：例えば、ヘルペスウイルスというのはだいたい人口の9割以上はすでに感染しているんですね。

編集Y：えっ。ヘルペスって帯状疱疹《たいじょうほうしん》を起こすやつですよね？

峰：それもヘルペスウイルスの一種です。実はヘルペスウイルスはヒトに感染するものだけで9種類が知られているんですね。それらのほとんどはどれも広く感染しているのですけれども、多くの人では悪さを起こさない。というのはなぜかというと、ヒトが持っている「免疫」がうまく抑えているわけです。免疫についてはのちほど詳しくお話ししましょう。

ヘルペスもインフルエンザも新型コロナなんかもそうですが、感染症というのはウイルスや細菌などの「病原体側」だけではなく、「感染される側」の免疫などの状態と併せて、両者を理解することが必要なんです。

バイラルイミュノロジーというのは、病原体のひとつであるウイルスがヒトに入ってきたときに、ヒトの免疫がどうやって抑え込むのか、反応するのかを理解したい。どういうバランスで成り立っているのか、それがどう崩れると疾患を発症してしまうのか、といったことを研究する、微生物学と免疫学の合わさった部分にある研究分野ですね。

編集Y：しかし、それって免疫学、ウイルス学、どちらにとっても重要な分野ではないんでしょうか。

峰：難しいご質問ですが、ウイルスも免疫系も、ものすごく研究する世界が広く深く、かつ、複雑なので、研究がより専門化・細分化していく傾向が強いです。これは医学に限らず、先端分野の研究でよく見られることですが。

編集Y：つまり、個々のウイルス、個々の免疫系「そのもの」への研究が優先されがちなんですかね。「俺の専門としている×××ウイルスの増殖は」「俺の得意な〇〇〇免疫細胞の性質は」みたいに、研究テーマが狭く深くなっていく。

研究が進むと、分野の境目が残される

峰：分かりやすく言うとそういう傾向があるかもしれません。研究者は、自分のテーマを見つけるとどんどんどん進んでいきます。突き進んでいきますので、そこについては本当に世界一になっていくわけです。ところが突き詰めるとなかなか戻れないんですよ。意識して、自分の研究分野から離れて全体を鳥瞰《ちょうかん》的に見る勉強をし続けていない限りは。だって、研究が進めば進むほど、その先にどんどんどん「ここをもっと深く掘りたい」ものが見つかっちゃうんですから。掘るものが増えていっちゃうので、全体を語るのが難しくなる。

編集Y：分かる。掘れば掘るほどもっと掘りたくなる。趣味と一緒にするな、と言われそうですが、マニア、おたくの世界と近しいものを感じます……。だからそこをカバーすべく、学際的な分野が生まれてきたんですね。

峰：学際というか、そういう、確立され、深掘りされていく専門分野と専門分野の間の、「それ以外」のところが、行き詰まり始めている影響が大きいと思います。

編集Y：行き詰まり？

峰：生物学の分野の研究にも、「どれだけ大量のヒューマンリソースと時間とお金を投下して、いかに産業的に成果を出すか」、という側面があります。リソースを投じる以上、成果と効率も重視されます。どばっとお金が入って研究が進むと、本流、王道の部分は早い時点でやり尽くされちゃうんですよね。

編集Y：あ、なるほど。それはもっともですね。

峰：そうすると残された課題というのは「難しい」「やりにくい」などの理由で効率の悪い部分に残ったモノになっていくわけです。それは何かと言うと、ウイルス学だけでは解決できない、免疫学だけでも難しい、そういう境目のところにある課題です。

編集Y：掃除しにくいすみッコにゴミがたまる、みたいな。

峰：（苦笑）細分化して深く掘り下げていく一方で、ある意味

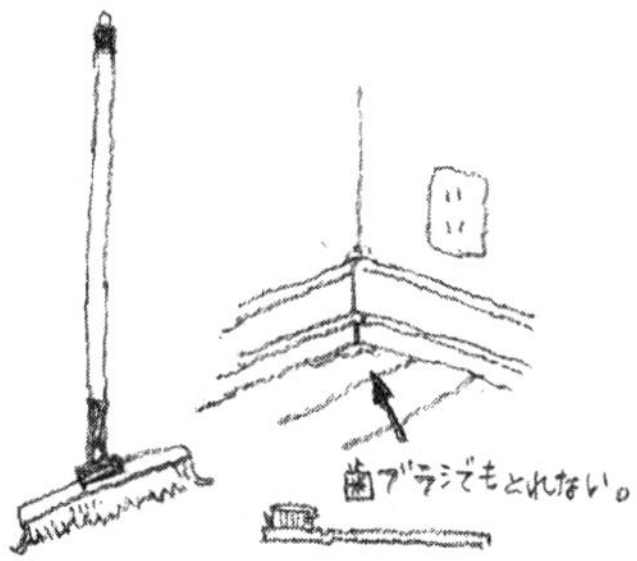

「難しい」または「面倒くさい」、もしくは「応用的な」課題が後回しになって残っていくんですよね。

がんの研究で例を挙げましょうか。がんの発症は遺伝子の異常がきっかけになるものが多いわけです。「レチノブラストーマ（網膜芽細胞腫）」という、主に子どもの目の中にできるがんがあります。これにまつわる有名な話に「ツーヒットセオリー」というのがあって。

編集Y：ツーヒットセオリー。

峰：遺伝子を含む「DNA（デオキシリボ核酸）」は染色体を作っていて、染色体は対になっているんですが、Rbという大事な遺伝子を含むDNAのうち、生まれつき2対のうちの1対がだめになって生まれてくる子がいるんですね。つまり、生まれた時点で「ワンヒット」状態になっている。その子の中でもう1対のRb遺伝子がなんらかの形で異常を起こすと、がんを発症してしまう。

編集Y：2つの染色体がダメになるとがん細胞が生まれる。だから「ツーヒット」。

峰：このRb遺伝子は最初に見つかったがん抑制遺伝子のうちの1つなんですけど、非常に分かりやすいですよね。たった1種類の遺伝子ががんの発症を強力に左右する。逆に考えれば治療にも役立つ。そこで、そういう遺伝子が研究者によっていっせいに探されたわけです。その結果、1遺伝子でがんになるようながんは、もうかなり研究され尽くされちゃった。

編集Y：部屋の真ん中はお掃除されてしまった。

峰：そうしましたら「多段階発がん説」というのが次に分かってきます。例えば大腸がん。最初にAPC遺伝子というのがだめになって、KRASというのがだめになって、P53がだめになって、と、段階的に複数の遺伝子がおかしくなって、最低6個ぐらい遺伝子がおかしくなるとがんになるんです。こういう多段階のものが研究されて、さらには「遺伝子そのものだけじゃなくて、遺伝子に影響を与える要因も見るべきだ」と。さらに環境因子なんかですね、肺がんは遺伝子だけではなく、喫煙をはじめ様々な影響があるわけです……と、「細分化」しつつも、「還元主義」では原因を探りきれない方向にどんどん向かっていく。

編集Y：そしてその先に「専門外」の領域があったりするわけですね。

峰：この構図は感染症なども一緒で、結核やサルモネラとかならば、極端な話、病原体（細菌）を見て、それが増えないようにするお薬を見つければ、もうそれで勝っていた。ところが、ウイルスというのはヒトの体の細胞の中に入って初めて増えだすので、ウイルスだけをいくら見ていてもお薬って見つからないんです、絶対。

編集Y：ええっ。

峰：さらに、今回の新型コロナもそうなんですけれども、ウイルスと、ウイルスの増え方を見ているだけでもダメなことが分かってきました。その増えたウイルスに対してヒトの免疫が過剰な反応をしてしまうせいで、自分の体も傷つけてしまうことがある。

編集Y：ああ、そうなると免疫を知らないと研究が進まない。

峰：課題が複雑で、学問の領域をまたぐようになってくる。だから、自分の枠を出た問題意識がないと解けないようなものばかり残っていくんですね。専門分野が極端に専門化していくと、結局難しい問題が残っていくという。

「谷」が見えてくるのは、研究が進んだあかし

編集Y：そうか。専門分野が細分化していくと、より高度な問題が解決できるような認識でいましたが、むしろ逆。手ごわい問題が残ってしまう、そういう面があると。

峰：そうなんです。手ごわいんですよね。

編集Y：専門分野の間に深い谷ができちゃって。

峰：そう。ただ、両方の谷がきれいにできてくると、両側からだんだん掘ることもできるようになってくるわけです。空白が広かったときはどうしようもなかったけれど、もう対岸が見えるくらいになってきたから。そういう意味では、谷があることが見えてくるということは、隣接分野が成熟しているということの証しではあるんですよね。

編集Y：なるほど、なるほど。そう考えれば希望の光も差してきますね。

峰：ノリノリで話しましたけど、なんだか「俺は大所高所から見ているんだ」みたいなイヤなヤツに思われそうなんですが……。

編集Y：そうですか？

峰：最初から大きな視点を持っているというよりは、実際に解かなければいけない問題が目の前にあって、それに答えようとしたら、ウイルスと免疫系両方にまたがる研究が必要になった。でも、先行例が少ない状態だから自分たちでやる、というのが本当のところだと思います。

私のやっているヘルペスウイルス、「ヘルペスウイルス4型」、これは「エプスタイン・バー・ウイルス」、略してEBVという名前のウイルスなんですけど。

編集Y：峰先生の「俺のウイルス」ですね（笑）。

峰：はい（笑）。さっきも言いましたが、EBVは日本では人口の90％以上の人が感染しています。たぶんもうYさんも感染済みなんです。そしてずっと体内に潜伏している。ほとんどの方は免疫が抑え込んで共生しているんです。
ですけど、実はEBVってたまに胃がんを引き起こすんですね。それから上咽頭がんも起こします。悪性リンパ腫なんかも起こします。その確率は10万人に1人とかなんですけどね。9万9999人は免疫が抑え込んでいるんです。ところが1人の人は抑え込めないわけですね。「その差は何なんだ」というところが、まずは研究のスタート地点になるわけです。

ワクチンの開発には、ウイルス、免疫、両方の知見が必要

編集Y：具体的な、解決すべき問題がある。どうすれば答えが得られるんでしょう。
峰：まず当然ですが、EBVだけを見ていてもこれはまったく答えられないわけです。ウイルスは体内、というか細胞内に入って、体内の組織や免疫系と相互作用を起こして、発症につながるわけですから。
では免疫学だけで答えられるかというと、T細胞が、B細胞が、と仕組みを研究するだけではやはり回答にはつながらない。「感染したヒトにおいて免疫に関わる細胞が、EBVをどう抑えているか、または、いないか」という、こういう視点を新たに持つことで初めてこの問題を解きにかかれるわけです。
そういう意味で、視点を最初に用意しておくというよりは、実際起こっている問題を捉え直すことで学際的になっちゃっている分野がたまたまここだった、ということなんですよね。

編集Y：必要に迫られて道を探しているうちに、今まで踏み込む人がいなかった領域に突っ込んでいった人たち、というイメージですかね。

峰：そうですね。具体的な感染症の原因と治療法を考えているうちに、結果としてウイルス学と免疫学の橋渡しのようなことをやっているのが、バイラルイミュノロジー、とお考えいただければいいと思います。
そうすると、この研究分野に非常に近い分野というのがワクチンになるんですよ。ワクチンというのは、疑似的に病原体のようなものを作ってヒトの免疫を反応させるものですから、ヒトの身体が持っている免疫を応用するものですし、疑似的な病原体を作る面からは、ウイルス学の応用とも取れるんですよね。

編集Y：なるほど。

峰：私の研究はウイルス学と免疫学の両方にどっぷり浸かっている状態になっているんです

が、実際、そういうことをやっている研究室というのはだいたいワクチンの開発をしています。

編集Y：ここまでのお話で、免疫やウイルス研究そのものへの興味が膨らんできましたが、涙を呑んでこのくらいにしましょう。では、今回の主題、ワクチンのお話に進みたいと思います。

「免疫力」に気をつけろ

峰：ワクチンですね。これも本当に、原理原則から話すのが一番分かりやすいと思います。ワクチンって何のためのものかといったら、ヒトの身体に特定のウイルスに対する「免疫」をつけさせるための手段なんです。

編集Y：つまり身体に「免疫力」をつけるための手段ですね。

峰：はい、それは言うたらあかんのです。「免疫力」というのは自分の一番嫌いな言葉です。というのは、複雑な免疫システムを単純なものだと誤解させてしまうところもありますし、実際にはできないことをできるかのように誤認させるからです。「免疫力アップ」と言うと、いかにもそれらしいですが、実はそれを実現するのはものすごく難しい。つまりこの編集Y：「免疫力」という言葉は、ある意味で「トンデモ」な文脈で使われることが、すごく多いんですよね。

編集Y：うっ、「免疫力」と出てきたら、眉につばを付けろ！ と。

峰：と、まぁ言葉についてはおいて、そもそも「免疫」という言葉ですが、これは、「二度なし」から来ている。

編集Y：二度なし。

峰：「一度かかった感染症に二度はかからない」という現象ですね。

編集Y：そうか、そうか。「疫」を「免」れる。

峰：ただし、これはかなり単純化されています。「二度かからない」ならば、歳を取れば病気にかかることが少なくなりそうですが、そんなことはない。免疫機能は常にすべての細菌やウイルスに対してパーフェクトに機能するかといえば、ほぼパーフェクトな場合もあればダメダメなこともある。

編集Y：ある程度の個人差や、歳を取ったら劣化したりとかも？

峰：はい、それもあります。

編集Y：ここもマルかバツか、白か黒かじゃないんですね。免疫ができても、感染を防げないこともある。免疫系は人間ならみな持っていても、その能力には個人差や年齢差がある。

峰：はい。言葉通りの完全な「二度なし」ではないことを覚えておいてください。

正しく知りたい、「集団免疫」

編集Y：ちょっといいですか。「集団免疫」という言葉がさっき出ました（48ページ）が、これは何なのでしょう。

峰：はい、うっかり説明し忘れるところでした。ワクチンは個人に「免疫」をつけさせると申し上げましたが、それと同時に社会が「集団免疫」を獲得するための、ほとんど唯一の現実的な手段なんです。

編集Y：社会の全員がワクチンを打って免疫を獲得する、という意味ですか。

峰：いいえ、ワクチンを国民全員なり全人類が接種する、ということは、残念ですがあり得ませんし、その必要もないんです。要はその社会が「集団免疫」を獲得すれば良い。

集団免疫とは何かというと、全員がまずは何の免疫状態もない人たちで構成されているという前提があって、なおかつ均一な「かかりやすさ」の人間集団であるという仮定を置くんですね。その集団は、理論上は「1引く（R_0分の1）」という値。R_0というのは基本再生産数（28ページ）でしたね。この値まで免疫を持っている人の割合が達すると、集団の中でそれ以上感染症が広がらなくなる。これは理論的に導き出せるんです。

新型コロナのR_0が2ぐらいですから、1引く2分の1ということになると0・5。すなわち50％の人が免疫を持つと集団の中ではそれ以上感染が流行せず自然に止まる（このメカニズムについての詳しい説明は、巻末の参考書籍などをお読みください）。

編集Y：感染者が接触する人がすでに免疫を持っている可能性が、ウイルスの感染力を上回るポイントがあって、そこで「集団免疫」が成立するイメージですね。最近あまり見ませんが「だったら放っておいて、感染者が一定以上に増えればいいいじゃないか」という考え方はどうなんでしょうか。

峰：R_0を低めに2と見て、日本の人口を1億人と内輪に見ても5000万人ですよ。致死率を掛けたらどうなりますか。人口の半分が実際に新型コロナに感染するというのは、これはもう現実的ではないんですよね。自然感染によって免疫を獲得するということは絵物語である、というのが一般解です。アマゾンの奥地の小さなコミュニティで人口の8割近くが感染し、「自然感染で集団免疫が成立したのでは」という記事が医学誌に載っていましたが、こういうのは特殊解で、日本のような大きな国全体の一般社会に持ち込める話ではない。国の単位では無理だということを、スウェーデンが証明してしまったわけですね。

編集Y：まさにそのスウェーデンの話を聞きたかったのですが……回り道が長くなりそうなので、あとにしましょうか（続きは220ページ）。

峰：はい、ということで、集団免疫を達成する現実的な手段がワクチン、ということなんです。麻疹《はしか》や風疹というのは基本的には全人口が定期接種で打っていますので、大流行が起こらないんですね。そういう意味ではこれは集団免疫が確実に効いているんですよ。水痘なんかもそうですし、多くの感染症を抑えることに成功しているわけです。

編集Y：でも、インフルエンザは？

峰：そう、インフルエンザはワクチンがあるのに集団免疫は確実にはついていないように見える。理由は2つあって、まずワクチンに感染を抑制するだけの力がない（ことが多い）。そして、そんなに多くの人が打ってくれていない。

編集Y：ワクチンにはやっぱり効きの善し悪しがあるんですね。

「なぜ二度かからない？」という疑問がワクチンを生んだ

峰：寄り道が長くなりましたが、免疫とワクチンの話を続けましょう。

免疫の研究はさっきのRb遺伝子の話のように、仕組みが単純なものから始まりました。天然痘や麻疹は、通常、一度かかると二度かからないことが知られていた。だから二度目を防ぐ何か、そういう仕組みがヒトの身体にはあるはずだという問題意識が生まれた。この「二度なしはなぜ生じるんだろう」という疑問が免疫学の起こりなんですよね。同時に、ワクチンの歴史でもあるわけです。ジョン・ハンターという有名な医者がいて、これはもう超有名な解剖医なんですけれども。

編集Y：『ドリトル先生』のモデルといわれている人だ！

峰：お、よくご存じで。『解剖医ジョン・ハンターの数奇な生涯』（ウェンディ・ムーア著）、読みました？　面白いですよ。

編集Y：私からは参考図書として蛇蔵さんのマンガ『決してマネしないでください』（講談社）の1巻を推奨いたします。

峰：ジョン・ハンターは、初めて歯を人に移植しようとした、などなどエピソードの多い医者です

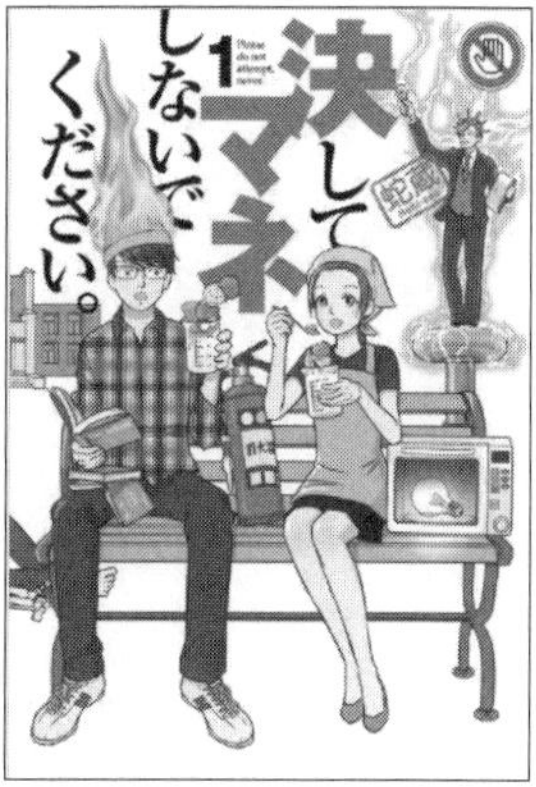

『決してマネしないでください』

が、他の人間の歯ではうまく接着しないことを外科医として気づいていたようなんですね。こういう知見が積み重なって、「どうもヒトの身体には拒絶反応があるらしい」ことが分かっていった。いろいろな医学的な実験を実地でしていた人だったんです。そして、ジョン・ハンターの弟子、エドワード・ジェンナーという人が出てきたわけです。

編集Y：出た、ジェンナー。種痘の父。

峰：ジェンナーは孤児院の子どもたちに種痘を打って、初めて天然痘が防げることを発見したわけです。このときは、まだ病原体は何か、は見えていないわけですから、当然「ワクチンを作ろう」と思っていたわけでもない。

「一度天然痘にかかると、二度はかからない。ならば、天然痘（または似た病気）に人為的にかからせれば、二度なしで防げるんじゃないか」ということですね。ところが感染させてしまうと、重い病気にかかったり、死んでしまったりするリスクがあるわけです。実際、ジェンナーの時代には、天然痘患者の膿疱《のうほう》から取った液体を注射する人痘接種法がすでにありましたが、それによって重傷化する人や死者も出ました。

編集Y：ジェンナーは何を使ったんでしたっけ。

峰：牛痘ですね。牛の乳搾りをする人が感染し、その人は天然痘にかからないという伝承から「人間にとってはダメージの少ない病気に感染することで、天然痘への『二度なし』が手に入るのでは」と発想したのだろうといわれています。深掘りすると面白いんですが、まずは、「弱毒化した病原体で、感染を予防でき、接種自体による感染も防げる」という考え方ができたことを理解してください。これがワクチンの始まりです。

免疫は病原体を記憶している

峰：免疫学はどんどん発達して、二度かからない理由を探し続け、ヒトの免疫システムが解明されていきました。

編集Y：で、二度目が（理屈としては）ない理由とは。

峰：ヒトの免疫系には「免疫記憶」というものがあることが分かってきたわけです。感染した病原体を記憶している細胞（メモリーB細胞やメモリーT細胞など）がある。初めて病原体が侵入した際は反応が鈍くて、すぐには反撃できないので感染を許してしまうんだけれども、2回目はもう免疫システムがレディゴーの状態でずっと構えているので、感染症を起こす病原体が入ってきた瞬間に、待ってたぜ、バーンと撃退できる。

編集Y：記憶というのは、具体的には……。

峰：ごく手短に言いますと、免疫系の細胞、T細胞とかB細胞は、病原体に対応するいろいろなパターンの抗体（免疫グロブリンと呼ばれるタンパク質）などをあらかじめ用意していて、パターンに合うヤツがやってくると、活性化する。いろいろと言っても、1億とか2億とかじゃないですよ。

編集Y：100億とか、1兆とか。

峰：いや、1無量大数とかのスケールでのパターンが用意されているわけです。

編集Y：無量大数！　小学生のころに数字の単位を面白がって覚えましたが、極《ごく》、恒河沙《ごうがしゃ》、阿僧祇《あそうぎ》、那由他《なゆた》、不可思議の上、無量大数ですか。まさか生きているうちにこんなマンガみたいな単位を使う話を聞くとは。

峰：10の68乗よりも上ですね（笑）。細胞の中の遺伝子はマスターとも言うべき設計図なので基本的に変化しないと長い間思われていたんですけど、免疫細胞だけは自分の細胞内の遺伝子を変化させられるのです。これによって、病原体に対する武器（抗体やT細胞受容体）に様々なパターンを作っている。解明したのは利根川進先生の時代の人たちなんですね。

編集Y：1975年か……（まさに小学生で無量大数を覚えたころだ、と遠い目）。

峰：そうやって大量に用意されたパターンの中の対応するものが、一度刺激を受けると、特異的に増えるんですね。そうすると、そのパターンに当てはまるものに対して準備ができたことになる。さらに増えた後、一部は記憶細胞としてずっと生き続けるようになるんです。

「何も生きたウイルスじゃなくてもいいじゃないか」

峰：さて、それまではウイルス、病原体をいかに弱毒化するかというのがワクチン開発の手段であり目標でした。これを「生ワクチン」と言います。

しかし、実は免疫側はすでに準備が整っていて、いろいろな病原体に適応するパターンを準備してあることが分かった。ということはこの免疫系を正しく刺激すれば、「二度なし」を人工的に起こせるんじゃないか。と、発想のチェンジが起こってくるわけです。

編集Y：ん？ よく分かりません。

峰：つまり、それまでは「生きたウイルスそのもの」を弱毒化して体内に入れるしかなかったのが、免疫系が「これはウイルスだ。迎撃準備をしよう」と認識さえできれば、効果があることが分かった。

編集Y：はい。

峰：ということは、身体に打ち込むウイルスが生きている必要はないし、人間には害がなく、免疫系が「ウイルスだ」と認識（実際には誤認）できる成分だけを注入することができれば、感染リスクなしで機能するワクチンが作れるんじゃないか、ということです。

ワクチンの主流「不活化ワクチン」とその限界

峰：なので、まずウイルスをホルマリンとかに漬けて「殺しちゃう」んです。まあ、もともとウイルスは生物かどうか微妙なんですけど、とにかく体内で増えないようにする。その成分をきれいに精製して、成分だけを打ってみたわけです。そうしたら実際に感染・病気が防げることが分かってきた。これが「不活化ワクチン」です。ただし……。

編集Y：あ、「ただし」付きですか。

峰：不活化ワクチンでは実際に身体に感染が起こるわけではないので、免疫系の反応が若干弱いんです。反応が薄かったり、効果が長く続かないことも分かってきたんですね。例えば、3年ぐらいは続くんだけど4年後にはまた感染してしまう可能性がある。これは何が理由なのかの研究が進み、だったら免疫系への刺激を強く与えてあげればいいんじゃないかという発想で、「アジュバント（Adjuvant）」というものが考えられました。

編集Y：効果促進剤ってことですか？

峰：そうそう。ワクチンの成分と同時に打ち込んで、免疫系を刺激してあげるんですね。言ってしまえば、「大変だ、これは本当に感染した」と勘違いさせるようなものでしょうか。

編集Y：アジュバント少年が「オオカミが来たー！」みたいに騒ぐわけですな。

峰：かくして世界の主流は不活化ワクチンになったわけです、一度は。

編集Y：え、不活化ワクチンに、何か問題でも？

峰：不活化ワクチンというのは、ウイルスを増やさなければ作れないワクチンです。例えばインフルエンザウイルスのワクチンは、まず鶏の卵にインフルエンザウイルスを入れて、わーっと増やすんですね。そこからウイルスの粒子を取り出してきて、ホルマリンなどで殺して、精製して打っているんです。今でもこれでやっています。

その後、70年代以降のバイオテクノロジーの急速な発達が、新たなワクチンを生み出します。「ウイルスを増やさなくても、ウイルスの成分の1つだけを人工的に作って打ったらどうだろう」という発想が出てくるわけです。

これが「組換えワクチン」、もしくは「成分ワクチン」「コンポーネントワクチン」などといわれるもので、例えば、「あるウイルスの表面に飛び出している突起の設計図」を用意して、それを酵母とか大腸菌とか昆虫の細胞とか、あるいはヒトの細胞で、人工的に増やす。

その細胞を全部殺してタンパク質を精製すると、ウイルスの一部だけの成分ができる。

これをヒトの身体に打ち込んだら、ちゃんと免疫ができました。ただし不活化ワクチンとまったく同じ理由で刺激が弱い。なのでアジュバント、接種スケジュールなどの方法論がどんどん発達しました。ここまでがワクチンとしてはオーソドックスな、「ワクチン3兄弟」です。

編集Y：生、不活化、そして成分ワクチン（組換えワクチン、コンポーネントワクチン）。

峰：ところが遺伝子工学がさらに発達すると、またまた新たなアイデアが出てきたんです！

編集Y：そ、そうですか（やや気押され気味）。えーと、今度は何でしょう。

峰：Yさん、新型コロナ用ワクチンの話は、いよいよここからが本番なんですよ。

この章の知らないと不都合な真実

- 患者が「効いた、治った」ことと、薬の有効性はイコールではない
- 「不活化ワクチン」は実績があり安全性は高いが量産と効果に限界が

第　3　章

「核酸ワクチン」への期待と不安

遺伝子工学の世界からやってきた新型ワクチン

編集Y：オーソドックスな製法による「ワクチン3兄弟」のお話を伺ってきましたが、新型コロナ向けのワクチンは、遺伝子工学の世界からやってきた、と。どういうことでしょう。

峰：これまでは、ウイルスの全部や一部（特にタンパク質）を用意して、体に入れていたわけです。ところが「ウイルスの成分のタンパク質を『ヒトの身体のなかで』作らせてもいいじゃないか」という発想が現れた。ウイルスの一部のタンパク質の設計図に当たるものを打ち込んで、ヒトの体内で作って、免疫系を刺激しよう、と。

編集Y：ん、どこかで聞いたような……。ヒトの身体のなかで作るって、あっ、つまり、ウイルスと同じやり方をするわけですか？（20ページ）。なんだかすごくヤバそうな気がするんですけど、設計図だけ打ち込むメリットは何なのでしょう。

峰：製造が比較的簡単（工程数が少ない）、管理が比較的容易、コストが安い。量産しやすいし流通もさせやすくなる。これらが大きなメリットです。

この一例が「ウイルスベクター」という考え方で、遺伝子治療にも使われる先端的な技法なんですね。遺伝子操作などで自己複製能力と増殖力を失わせたウイルスに、患者に欠落している遺伝子を組み込んで、体内で増やそうというものです。

編集Y：なんと、まさにウイルスを「データの運び屋」として使うんだ！

峰：ベクター（Vector）は「運び屋」という意味ですからね。アデノシンデアミナーゼ（ADA）欠損症という免疫不全症があるんです。ADAという酵素が体内になくて、免疫が機能不全を起こしてしまう。そういう先天性の疾患の方がいたときに、ADAの設計図を持ったウイルスを感染させれば、身体の中でADAができるはずだ、という発想なんです。実験では、ADAが増えて、症状も消えて、「ああ、これはすごい」となったのですが……。

編集Y：が？

峰：1999年に行われた4例目の新生児が治療から30カ月後に白血病になってしまいます。このADAという遺伝子が、患者の染色体に組み込まれるんですが、「組み込まれた場所」が悪かったんですね。がんに関連する遺伝子を刺激する場所に入ったことが分かりました。こういう事故があって「足りない遺伝子をウイルスで補充する」という遺伝子治療の考え方の実験研究は、いったん足踏み状態になりました。

そういう経験を踏まえて、ウイルスが持ち込む設計図が、我々の細胞の大事な部分のDNAに組み込まれないようにすれば、安全に同じ効果が期待できるのではないか、と、アデノウイルスというものを使った遺伝子治療が考えられ、そして同じ技法でワクチンが生まれます。ですからワクチンというか、正確に言うとこれは遺伝子治療の一種とも言えてしまいます。

編集Y：「遺伝子治療だけど、ワクチンなんだよ」と言われると不思議な気がしますね。

峰：繰り返しになりますが、遺伝子治療というのは、我々の身体に足りない遺伝子を補ったり、壊れた遺伝子を修復したりするものですね。であれば、本来は体内に持っていない外来のウイルス（の一部）の成分を増やしてやることもできるだろう。そうすれば、その成分に対して免疫ができるはずだ、と考えられるわけです。つまり、この遺伝子治療に関わる遺伝子工学的技法をワクチンに使えるだろう、と、発想した人がいるんですね。

編集Y：すげえな。

最新型のワクチンが、新型コロナ用で先行している

峰：さて、ここでようやく話が新型コロナワクチンにつながります。

編集Y：おっ！

峰：新型コロナ用に、オックスフォード大学と英アストラゼネカが今回開発しているものはこの方法によるワクチンです。アデノウイルスを使った「AZD1222」。中国のカンシノ・バイオロジクスと北京バイオテクノロジー研究所も、同じようなやり方で「Ad5－nCoV」を開発しています。チンパンジーのアデノウイルスを使って、新型コロナの一部の遺伝子の設計図を我々の体の中に打ち込むと、アデノウイルスがどこかの細胞に感染させて、製造を行うんです。

編集Y：どこかって、どこですか？

峰：どこかは知りません。知りませんというのは正確には研究者も分かっていないことがあり、また1種類の細胞とは限らないからです（笑）。

編集Y：うわー、そうなんですね。

峰：さらに。

編集Y：まだありますか！

峰：最近はドラッグ・デリバリー・システム（DDS）、薬を身体のどこにどのように届けるのかという技術がすごく発達しています。最も初歩的なものは例えば腸溶剤といって、普通、口からのみ込んだものは胃で溶けますけれども、そこでは溶けない細工をしてあって、腸まで行くと初めて溶けるんですね。さらには、特定の細胞に集まるように細工がしてあったりする。こういった技術進歩で、今までは体内の目的地に着くまでに分解されてしまったような大きな分子も、目的の細胞に届けることができるようになってきた。

そうすると、遺伝子の設計図であるＤＮＡ（デオキシリボ核酸）だとか、ＤＮＡを転写して、具体的な指示書・命令書みたいに書き換えたＲＮＡ（リボ核酸）、これらをまとめて「核酸」と言いますが、核酸自体を身体に打ち込めば細胞の中に入れられる、という技術ができてきたわけです。

「核酸ワクチン」はＤＮＡ、ＲＮＡを直接細胞に送り込む

編集Ｙ：そうなると、もうウイルス（ベクター）に運んでもらう必要もない。

峰：そうです。アデノウイルス使う必要、ないだろうと、もうＤＮＡ、なんならもっと話が早いＲＮＡをそのまま打っちゃえと、そういう発想になってきたんですね。

　ＲＮＡならば、目的の細胞に入った瞬間にそれがタンパク質に翻訳されて、それでウイルスの成分ができちゃう。ＲＮＡを打ち込めば、もともとのウイルスに感染したのと同じよう

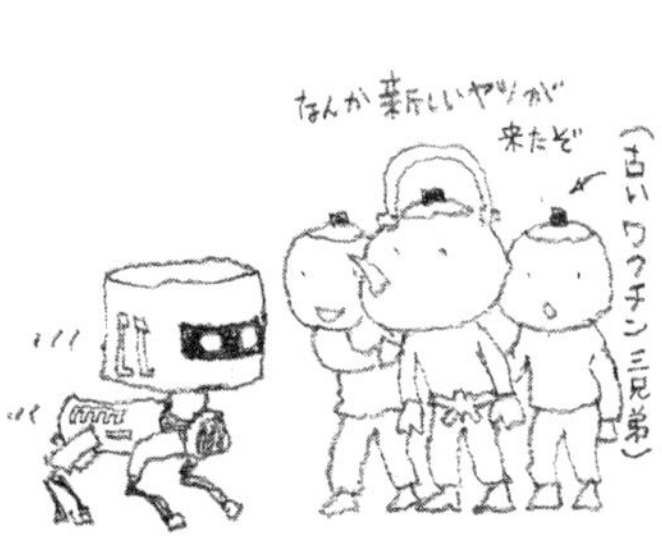
なんか新しいヤツが来たぞ
（古いワクチン三兄弟）

ワクチンの種類

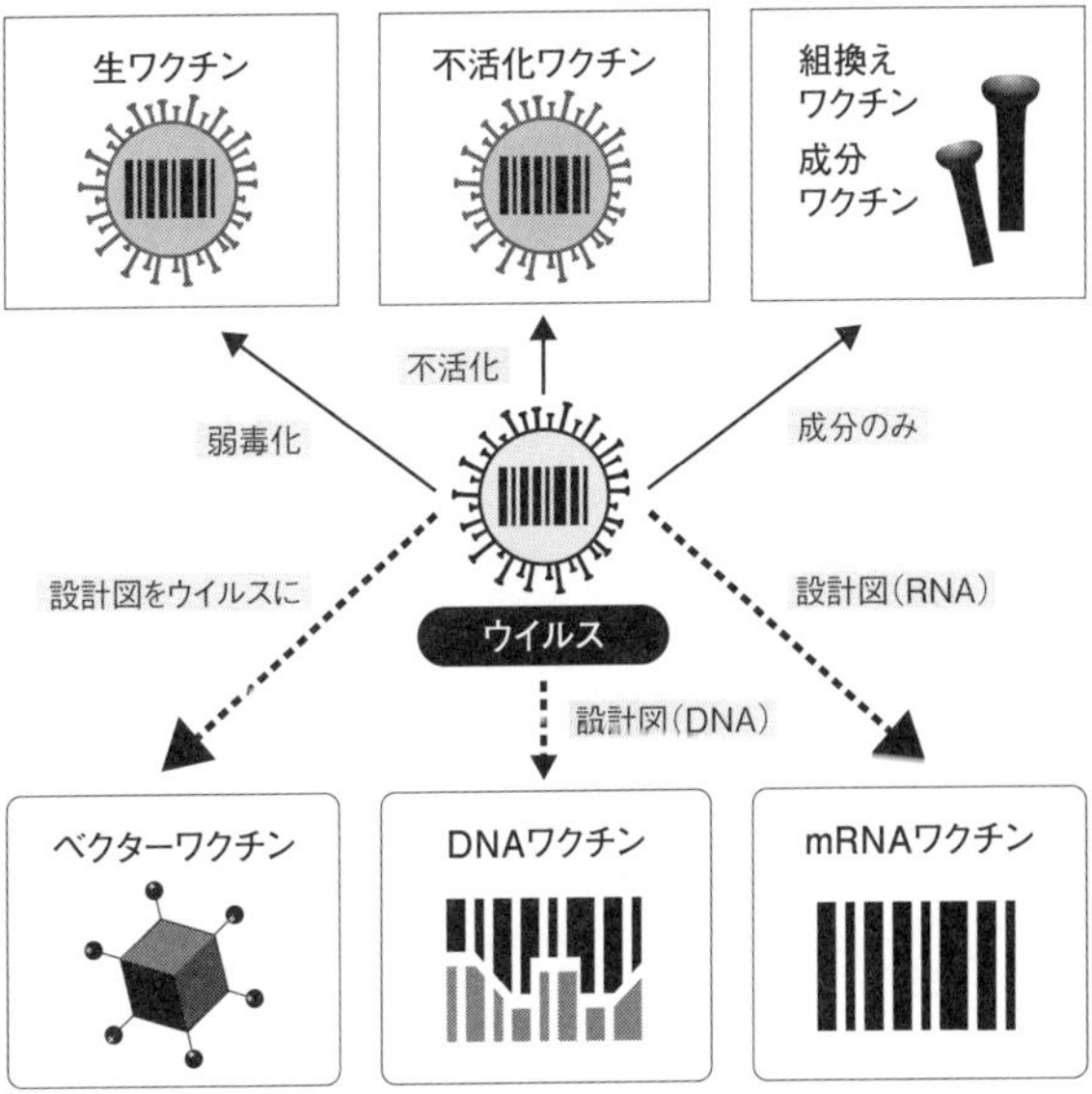

な効果が得られるはずだというところまで、わずかこの20年で進歩したんですね。こうやって作られようとしているのが、今回のメッセンジャーＲＮＡ（ｍＲＮＡ）ワクチン、ＤＮＡワクチン、まとめて「核酸ワクチン」になってくるわけです。

編集Ｙ：ウイルスベクターワクチン（以下ベクターワクチン）、あるいは核酸ワクチンは、「人間の身体のタンパク質製造システムを使って、ウイルスの成分を作ろう」という点で、ウイルスやその一部を外から打ち込もうとする生ワクチンや不活化ワクチン、そして成分ワクチンの「ワクチン3兄弟」とは考え方が大きく違う。
峰：はい。そして、特に核酸ワクチンは、コロナ禍が起きるまでヒト用の医薬品として承認されたことがなかったテクノロジーのワクチンなんですね。
編集Y：あれ？　遺伝子治療にはこの技術は使われていなかったんですか？
峰：遺伝子治療はほとんどがウイルスベクターを使ったものなんです。核酸だけを打ち込む治療は、実現すればヒトでは初の承認になります（2020年12月8日英国で接種開始）。
編集Y：あ、そうか。

去年までは「遠い未来に実現するワクチン」だった

峰：ここは大事なポイントです。核酸ワクチンは動物実験ではうまくいっていて、しかも理論上は、うまくいくであろうこともよく分かっている。だけどヒトで承認されたものが販売されたことがないから、実地上の問題点の洗い出しは全然これからでした。
　2019年、去年の秋ごろまでに核酸ワクチンについてのレビューがいくつも出ていましたて「長い時間がかかるだろうけど、こういうワクチンもそのうち実現化されるよね」「明る

ワクチンのターゲットは、ウイルスのスパイクタンパク質

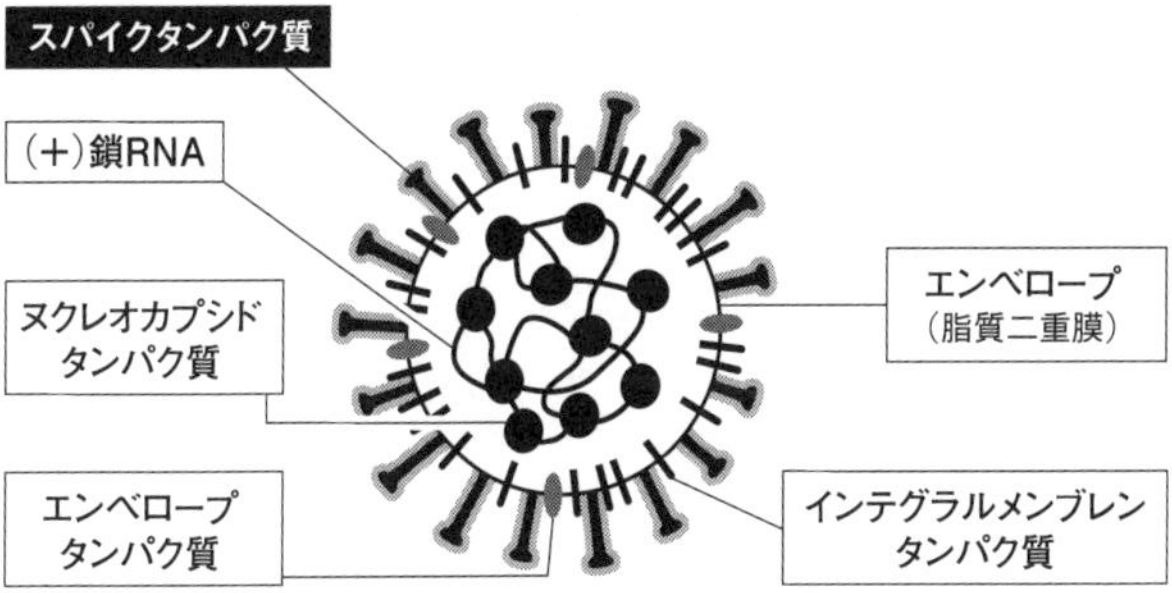

い未来がそのうちやってくるよね」という内容だったんです。

編集Ｙ：まあ、筋は悪くないし、いつかはできる、と。

峰：でも実現には10年か20年はかかるね、と思っていたのが去年の秋ごろ。ところが、ここで新型コロナウイルスが来ちゃったんですよ。

編集Ｙ：ということは、核酸ワクチンは、新型コロナ以前はあまり注目されていなかったのでしょうか。

峰：実は、ｍＲＮＡワクチン、ＤＮＡワクチンをヒト向けに作ってみようという試みは、感染症のワクチンとしては「ＳＡＲＳ（重症急性呼吸器症候群、２００２年〜）」や「ＭＥＲＳ（中東呼吸器症候群、２０１２年〜）」向けが最初だったといわれています。終息しつつあったり、症例数が少ないこともあって頓挫していたんですね。後でお話ししますが別の理由もあるんです。とにかく開発はストップしていた。

それがこの新型コロナウイルスの流行が起こったときに、「これはＳＡＲＳコロナウイルスとそっくりなウイルスだから、今まで開発していた技術が応用できるぜ」ということで、ワクチンの研究者や、医薬品の企業が色めき立ったわけです。

技術進歩とＳＡＲＳの知見により猛スピードで開発

編集Ｙ：なるほど、抗ウイルス薬と同じで「スイッチできるのではないか」と。しかし、開発自体の壁は高くないんですか。

峰：難しいか簡単かと聞かれたら、簡単です。ＤＮＡやＲＮＡなんて今のテクノロジーをもってすれば、合成するのに一晩、かからないわけです。３時間仕事なんです。しかもどの部分を合成して体に作らせればいいかなんてことも、以前に比べれば格段に簡単に分かるわけです。ウイルスのどの部分がヒトの細胞に侵入する際に使われるか（＝ヒトの免疫系がウイルスのどの部分に反応するか）が分かれば、そこだけ作ればいいわけですから。

編集Ｙ：えーっと、「ウイルスのタンパク質のどの部分が必要か」ということはすぐ分かる

ワクチンの開発スケジュール

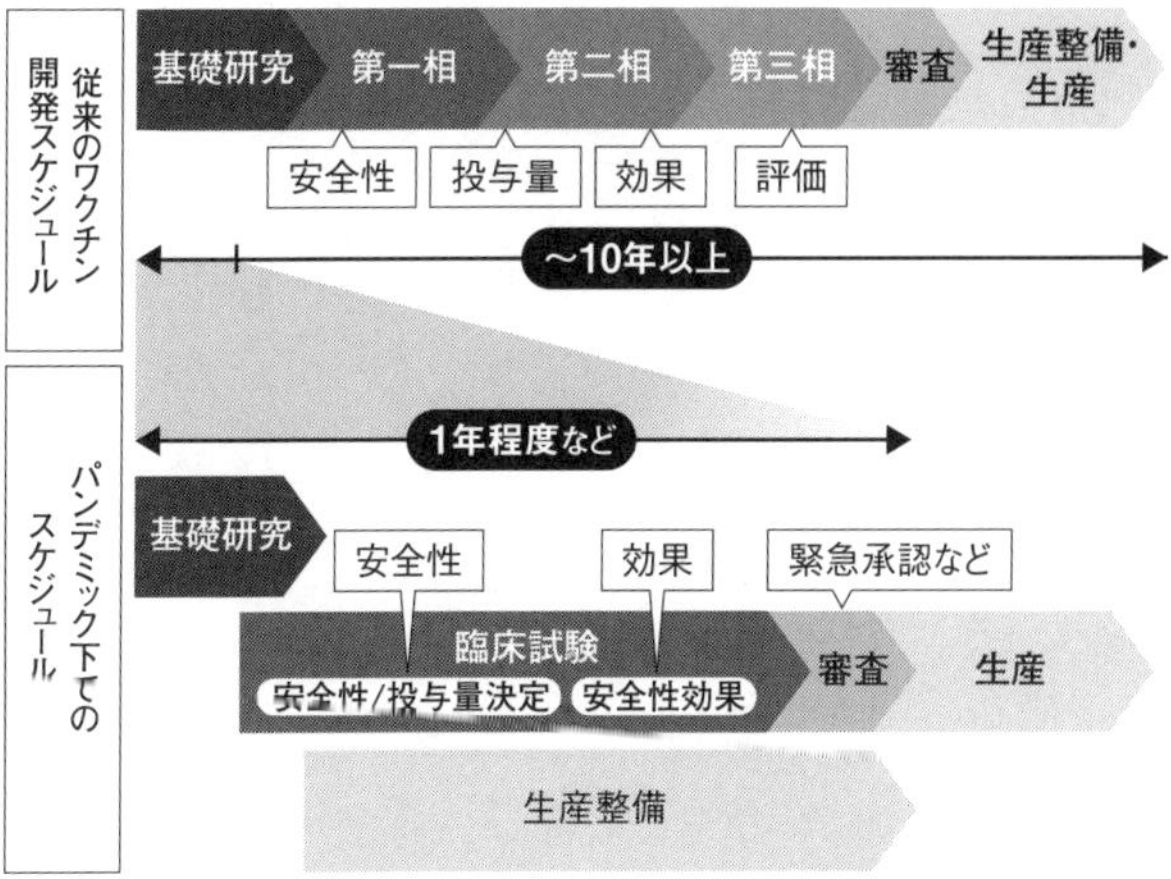

参考：N Engl J Med 2020; 382:1969-1973 DOI: 10.1056/NEJMp2005630 など

ものでしょうか。

峰：今回はＳＡＲＳの知見もあり、比較的すぐに判明しました。主に「ウイルスの表面にある突起状のスパイクタンパク質（Ｓタンパク）の、ヒト細胞の受容体ＡＣＥ２にくっつくところ」だと、あっという間に同定されていきます。

編集Ｙ：体内で増やすほうはどうでしょう。

峰：従来のワクチンだと、何で作ればいいのか、精製法はどうなのか、といった製造や精製の工程がありましたが、それらはすべてすっ飛ばして、ＤＮＡなりＲＮＡなりを合成したら、理屈の上ではあとはDDSを考えて加工して打つだけ、です。

編集Y：あとは打つだけ……って。そうか、核酸ワクチンやベクターを使ったワクチンは、打った人の体の細胞を工場にするわけだから。

峰：そうなんです。「ヒトの身体に作らせるだけ」とも言えるので、最適な設計図を打ち込めればいい、ということなんですよね。

今回のワクチンの開発「競争」は、こんな状況下で始まりました。新しい技術でSARS、MERS対応を考えていた、RNA、DNA、およびウイルスベクター関連の研究所や会社がスタートダッシュをかけて、目立つのはそういうところばかりです。

編集Y：さきほどおっしゃっていましたが、従来のワクチン開発のおよそ10倍速で進む大きな理由は、治験（テスト）期間の短縮なんですよね。

リスクは承知、威信をかけて開発レース

峰：ワクチンの開発レース、特に核酸ワクチンの場合は「どこが最初にワクチンを開発するか」という、科学大国ぶりを見せつける効果を狙っているところもあるように思います。言わせてもらえば「スプートニクと一緒」だと。実際、ロシアの新型コロナワクチンのコード

ネームは「スプートニクV」ですね。一方で、不活化ワクチンや成分ワクチンが出てくれば、こっちは安全性や副反応については経験からおおむね「予測」ができるものなんですね。こちらが上市（販売）されるのは、2021年の夏か秋になっちゃうと思うんですけれど……。

編集Y：じゃ、ワクチン3兄弟のうち「生」はともかくとして、不活化ワクチン、組換えワクチンの開発はどうなっているんでしょう。

峰：やっているところはちゃんとやっているんです。ただやっぱり遅いんですね。今までのペースより速いとはいえ、テクノロジーの波に乗っていない分、遅い。ということで報道があまりされない、みんなも注目してくれない。

編集Y：なるほど。ワクチン開発の歴史をひもといていただくと、今の新型コロナワクチンの開発競争が違った目で見えてきますね。図らずも最先端の開発と需要がマッチした。オーソドックスなほうにはどうも注目が集まらない。ということは、リソースも割かれていないのかもしれない。

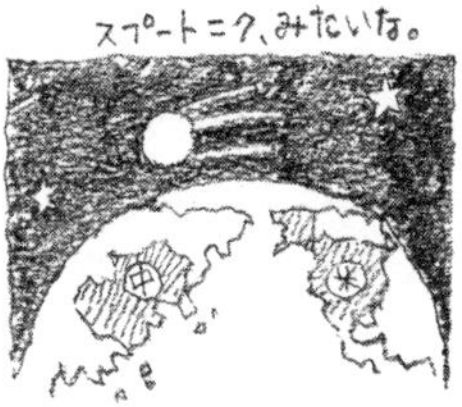

でも、遺伝子工学発祥のちょうど間に合いそうな新技術があるこ

と自体は、幸運、とは言えないんでしょうか。

峰：第1の問題点はそこです。「あとは打つだけ」ですが、ヒトでどうなるかは打ってみるまで分からない、広く試されていないテクノロジーに、業界も全世界も前のめりになっている。最先端のエッジに全速力で突っ込んでいるという構図です。

大きな希望があるとすれば、大量生産などが簡単である、テクノロジーとして原理はよく分かってきている、と、いかにも科学の進歩という面があります。デメリットは安全性も効果もこれからだ、ということです。はっきり言えばこれは新規の大規模な社会的人体実験です。やむを得ないという部分ももちろんあります。社会がそれを求めているのだから、と。しかし、科学の視点から行けば、本来20年かけてもおかしくないくらいの検証を思い切りすっ飛ばしている。ワクチンを開発している会社が、言わずもがなの「安全性と個人の健康を最優先する」ことを、あえて声明として出したぐらい〝イケイケどんどん〟になっているのです。

核酸ワクチン、どうやら効きそう？

編集Y：では峰先生は、先行している核酸ワクチン、あるいはベクターワクチンには全体にネガティブですか?

峰:いえ、そんなことはありません。2020年の8月ぐらいからいろいろなリポートが上がってきて、それを見て楽観的になりつつある面もあります。

1つは、効果が実証されつつあることです。小動物、マウスぐらいの実験が大型の猿などに移行していいデータが出て、さらにヒトに打った試験の結果からは、ヒトの体においても免疫がちゃんと反応することが分かりました。2020年11月に、米ファイザーと独ビオンテックが、開発中のmRNAワクチン「BNT162b2」の大規模実験で、実際に効果が高かったと発表している。米モデルナも同様の発表を行いました。合わせて考えると、この新しいテクノロジーによるワクチンは、効くワクチンになり得るんだろうなということが見えた。これは大きな光明ですね(より詳しくは113ページ)。

編集Y:ほおお。

峰:一方、安全性については、あまり報道されていませんけど有害事象は出ています。発熱、頭痛などを含めると相当、出ています。普通だったらワクチンの治験が停止するぐらいのものも出ています。ここは激甘な基準になっているところがあるんですよ。

編集Y:あー……。

峰：あとは……まぁ副作用というか、反応で懸念されることとしては、「ＡＤＥ」というものがあるんですね。「antibody-dependent enhancement」、抗体依存性感染増強現象といって、ウイルスに抗体がくっつくことで感染や症状が促進される場合があるんです。
編集Ｙ：ワクチンを打ってしまったことによって病気がより悪化するんですね。
峰：これは実例がありまして、デング熱のワクチンが失敗したんですね。ワクチンを打つと、デング熱に感染したときにかえって重症化するんですよ。
編集Ｙ：まるで逆効果。
峰：そうです。これは動物実験段階ではＳＡＲＳのワクチンでも起こっていたんです。前に説明した通り、新型コロナはＳＡＲＳとすごく似ているウイルスなので、ＡＤＥが起こってしまう可能性も指摘されています。今のところ新型コロナワクチンの動物実験では観測されていないんですけれども、半端な抗体ができるとそういうことが起こり得るので、ちゃんと調べていく必要があるんです。
もし臨床試験でそういうことが報告されれば、注目する必要がある現象です。ことさら大きく取り上げるほどの確率では起こらないだろうと見てはいますが。
編集Ｙ：うーむ。

10年後に何が起きるか誰も分からない

峰：と、安全性に関してはかなりの懸念も持っています。そして、申し上げたように核酸ワクチンは、広く人間社会が経験する初めてのタイプのワクチンです。ベクターワクチンも、不活化ワクチンなどのトラディショナルなワクチンと比べれば実績が非常に少ない。ですから、今までの不活化ワクチンなどでは経験したことがないタイプの副反応が出てくる可能性があるわけです。実際に2020年9月、10月には有害事象による開発の一時中止報道が相次ぎました。

また、長期的な予後というのも分からない。

編集Y：長期的な予後？

峰：今までのトラディショナルなワクチンというのは、子どものときに打って、寿命をまっとうするまで問題なく生きていた人がいくらでもいるわけです。だから実質的に長期的な結果が検証、まぁ実証できている。「方法論」としての安全性が証明されている。

ところが今回の核酸ワクチンについては、今回の治験までに打った人がほぼいないわけです。打って10年後に起こるような副反応があるかもしれないんですよ。そういうことまで含めると、実は安全性にはそれなりの懸念を持たないといけない。
編集Y：だんだん先生の懸念が分かってきました。リスクを取るのをこれだけ嫌う国民性の国で、核酸ワクチンやベクターワクチンは使えるのでしょうか。
峰：すべての情報をディスクロージャーすると、おそらく打つ人は減ると思っています。
編集Y：じゃ、例えば、言い方はひどいんですが、先行して接種した国の結果を……。
峰：……見たほうがいい、というのは事実だと思います。倫理的問題は別として、ですが。

他の国に実験させて、その成果だけいただくのはアリか

峰：ワクチンに関する倫理イシューはもう1つあって、結局、感染を防げるかどうかというのは、実験でワクチンを打って感染させてみないと分からないんですよね。これを今開始したり、視野に入れているのが米国・英国です。チャレンジテストというやつですね。アメリカではプランDなどと言っていますが、つまりワクチン候補薬、まあ、ワクチンを打って、しばらくして新型コロナをかけるんです、人に。
編集Y：本当に感染させちゃうんですね。
峰：いや、感染するかどうかを試すんです。

編集Y：ああ、そうか。

峰：そう。効けば感染しないか、しても重症に陥らずに済むわけです。もちろん、お金は出します。そして、参加希望者が殺到しています。

編集Y：うーむ……うーむばっかりですが……。

峰：もっと言うと、中国は治験を南米などでやると言っています（「中国の新型コロナ不活化ワクチン、ペルーで第3相臨床試験実施」2020年8月23日 Xinhua News）。つまりここには、人権問題と地域的な倫理問題まではらむ大きな問題が実は横たわっていて、それに我々、日本人が金だけ出して乗っていいかということなんですが、政治の駆け引きでできたとしても、それをどう許容するかというのは実は隠されたイシューです。これに関しては触れている人は触れていますが、今後絶対に問題になってくる話だと思いますね。日本を含め、もうどこの国でもそういうそしりを受ける可能性は出てきます。

整理しますと、核酸ワクチン、ベクターワクチンは、科学的達成度としては楽観的になれるところが出てきた。リスクや、社会の受容については懸念されるところも残る。ただし、どんな形にせよ新型コロナと闘う武器がある程度実装されることは、新型コロナ自体を恐れるという社会心理を変化させるものになるでしょう。

編集Y：そうですよね。

峰：そういう意味では、新型コロナ制圧というより本当のウィズコロナに入れるということで、これはいい方向には向かう可能性があるツールだとは思っているんです。

問題はこの安全性のイシューを、イケイケどんどんの状況下で、どこまでまじめに考えるかという話だと思うんですよ。製薬業界やワクチン開発者の発表は、当然ですがポジショントークが入ってしまいますよね。ネガティブな話は出てきにくいですから。

やってきた援軍に、ゾンビがいるかも？

編集Y：希望は見えてきた。一方でリスクもある。どれくらいワクチン接種に踏み込むべきなのか、冷静に議論して決めねばならない。

峰：ええ。社会がリスクとメリットを勘案して、覚悟を決めたうえでないと、例えば副反応がスキャンダラスに報じられたら、その瞬間に、もう日本社会全体が「ワクチン拒否！」になるかもしれない。実際、問題が起きればそうなる可能性は高いと思います。そうなったら、せっかくの希望も失《う》せてしまう。

編集Y：我々は「3密回避」や「マスク・手洗い・うがい」で、感染を狙うウイルスに対して、いわば籠城をしているわけですよね。そしてこの籠城戦の大きなリスクは「こんな不便を我慢するくらいならいっそ打って出よう」という内部の気分じゃないでしょうか。しんどい籠城を前向きな気持ちで続けるには、外から援軍が来る、という希望が必要で、それがワクチンや治療薬じゃないかと。

峰：なるほど。

編集Y：今は、援軍が立てる砂埃が遠くに、とはいえ思っていたより早く見えてきて、城内の気分が明るくなってきた。ただそうなると、「よし、もう城を出るぞ」という気になる人もいるでしょう。ワクチンができるんだから、もう安心だ、と。でも、援軍の兵力はまだ定かじゃない。おまけにその中にゾンビも混じっているかもしれない（笑）。

峰：城に入れたら襲われちゃった、みたいな（笑）。

編集Y：そう、核酸ワクチンという援軍は、そもそも〝城内〟に入れて大丈夫なのか＝健康な人に接種して副作用はないのか、という心配があるわけですよね。

峰：あ、ワクチンの場合は「副反応」と言います。

編集Y：訂正します。援軍と期待される新しいワクチンは、副反応の恐れがあることが心配です。

峰：それはその通りだと思います。希望の光が見えてくることは、籠城戦を続ける上ではとても望ましいことだと思いますけれど、イケイケどんどん、で大歓迎するのはまだ早い気はします。

　その意味で期待しているのは、トラディショナル、オーディナリーなワクチンの中の、不活性化ワクチンや成分ワクチンの開発が、速度については核酸ワクチンなどに比べればゆっくりですが進んでいることです（成分ワクチンについては国内では塩野義製薬、国立感染症研究所）。これは2020年内に臨床試験入りする予定だそうです。それから中国でも不活化ワクチンの開発が走っていますよね（中国医薬集団＝シノファーム傘下の「中国生物技術（CNBG）」が、第三相の臨床試験をペルーで開始したと発表）。

ワクチンの効果が持たない、という気になる話

編集Y：そういえば、もうひとつ気になることがあるんですが。せっかくワクチンを打ってもその効果、つまり免疫の記憶がすぐ消えてしまうのではないか、ということです。「新型コロナから回復した患者が、また罹患してしまった」というニュースを何度か見た記憶が。74ページのお話からすると、それでは集団免疫が成立しないのでは。

峰：まず分けて考えましょう。今言われているのは、自然感染（生活していて新型コロナに感染）で付いた免疫が持つ、持たないという話です。これとワクチンで付いた免疫が持つ、持たないという話はクリアに分けたほうがいいです。

ワクチンでも自然感染でもそうなんですけれども、付いた免疫がどのぐらいの間持つかというのは、研究する前は事前に予測することがまったくできないものです。これはあらゆる病気についてそうです。例えば麻疹のワクチンによる免疫はほとんど一生続くんですけれど、一方でインフルエンザのワクチンでできる免疫は数カ月で消える。なぜなのか。これは分子生物学的にまだまったくと言っていいほど解明されてない。

また、同じ病原体に対する免疫でも、ワクチンの性能によっては免疫が持つ期間が違うことも知られています。水痘・帯状疱疹、水疱瘡《みずぼうそう》ですね。このワクチンは2種類ありますが、片方は10年以上持つんですよ。ところが、5～6年しか持たないものもある。

編集Y：一般論で話しにくいんですね。

峰：今回のコロナの自然感染では、3カ月くらいすると免疫のバロメーターの一部が落ちてくる、具体的に言うと、血液の中の「抗体」の量が下がってくることは分かっているんです。それは事実。そして、ワクチンでも同じことが起こるかどうかはまったく別問題として考えておく必要があります。論理的につなげちゃいけないことをつなげて、もっともらしく語っている人たちの言うことを信じてはいけませんね。

編集Y：うーむ。ちなみにですが、この冬にはインフルエンザのワクチン接種もありますね。ワクチンは、時差を置かずに打っても問題は起こらないんでしょうか。

峰：これは多分問題にはならないと思われます。ワクチンの同時接種や異時接種でも、それぞれのリスクは大して変わらないことは知られています。

日本が採るとよさそうなワクチン戦略は？

編集Y：さて、ワクチンの歴史と現状を教えていただいたところで、改めてこれから日本が採ったらよさそうな、ワクチン戦略についてまとめておきたいと思います。

峰：はい。

編集Y：ゼロリスク志向が強い日本では、副反応が発生すると社会がパニックを起こして、接種がいきなり止まってしまう恐れがあります。そして、新しい技術である核酸ワクチンやベクターワクチンは、実際に副反応が起きる恐れがかなり高い。

そこで、米国・欧州や中国、ロシアなどが核酸ワクチンで「大規模な社会実験」をやってくれている間は、籠城戦を戦い抜ける必要最低限の導入で済ませて、より安心な成分ワクチンなり不活化ワクチンの完成を待つ……という手かなと思うのですが。

峰：もしそういうことができれば、安全性を確保しつつワクチンの接種が進み、効果的に社会に集団免疫を持たせることができる可能性は高いと思います。ただし「他の国で接種を開始したのに、なぜもたもたしているんだ」という国内の声はどうしても高くなるでしょう。

編集Y：逆に、米国やロシア、中国は核酸ワクチンなど新しい技術のリスクを取っても接種を急ぎたいのはなぜでしょうね。

峰：専門家ではないので無責任な発言をお許しいただくなら、国が大きいので、とにかく一刻も早く経済活動を再開させないと、という恐れがあるからではないでしょうか。

編集Y：籠城するには人口などの規模が大きすぎるのかもしれない。

峰：真相は分かりませんが、米国にいると、一部からのワクチンへの社会的要請をものすごく強く感じます。米国は副反応対策として無過失補償のお金を大量に出すよと言っていますし、日本でも同じ議論がされています。

編集Y：ワクチンによって健康への悪影響が出たときに、その被害は国が補償するよ、と。

峰：日ごろは忘れていますが、ワクチンを含むすべての薬はやはり副作用・副反応を起こす可能性をゼロにはできないので、こういう対応は必要だと思います。一方で、「少数の人の健康や命よりも、経済活動再開を優先せざるを得ない」と、一時的には割り切った政策判断も、どこかに入っていると思います。これは「いい悪い」ではなくて。

「ワクチンが嫌い」な国になっている

編集Y：そこですよね。核酸ワクチンやベクターワクチンを先行して接種開始した国で、もしも大失敗が起こったりしたら、日本に限らず世界の新型コロナ対策にとってめちゃくちゃな逆風になるんじゃないでしょうか。

峰：あり得ると思います。もともと「ワクチンは絶対に打ちたくない」という方は別として、ワクチンに躊躇《ちゅうちょ》したり、不安を感じたりしている方々が、それによって大きく接種拒否に傾く可能性があります。2020年5月のCNNの調査では、米国の3割の人が「新型コロナワクチンを打たない」と言っていますし、日本も実は先進国の中では最もワクチンに対する不信感が強い国なんですね。

編集Y：あ、そうなんですね。

峰：日本と、そしてフランスが不信感を持つ方が多い。（出所：医学誌「The Lancet」）

編集Ｙ：日本の場合はゼロリスク志向のゆえでしょうか。

峰：そういう社会であることもありますし、副反応に対する報道が煽ったこともありますね。ワクチンは特に事故を起こしてはいけないものの一つなんです。もちろん、どこの業界でもそうなんですけど、特に事故を起こすと風評、とまでは言いませんが、非常に危険性がアンプリファイ（増幅）される、リスクが強調されて社会に報じられてしまう。

ワクチンが何万人の命を救っていても、副反応の方が2、3人出ちゃうと状況的にアウトになりかねません。なので、このイケイケどんどんのムードのまま、一般への接種が開始されて、副反応が大きく出てしまうと、新型コロナワクチンはもちろん、ワクチン全体に対する大ダメージになりかねません。本当に、慎重にやるべきなんです。

編集Ｙ：そもそも、ワクチンを接種する人が一定数まで増えなければ、社会が集団免疫を獲得できないですよね。それではいつまでも流行が収まらない。ならば慎重にやらないと。

峰：ところが、「慎重派」だったはずのワクチン学者などの方でも、今、かなりイケイケどんどんになっちゃっている。なので、これは、正直に申し上げると、「本当にこの雰囲気はまずい」と思っています。特にワクチン研究者は前のめりになってはいけない。そう思うのです。

編集Y：日本が購入予約をしているワクチンってどんなのでしたっけ？

峰：英アストラゼネカとオックスフォード大学が開発中の「AZD1222」、米ファイザーと独のベンチャー、ビオンテックが開発した「BNT162b2」と、米モデルナと米NIAIDの「mRNA－1273」。これは核酸ワクチン（mRNAワクチン）です。国内では、例の塩野義製薬のワクチンあたりは購入を検討するのではといわれてますね。

編集Y：新世代のワクチンをもう買っているわけなんですね。天に祈るしかない。うまく効きますように、副反応が出ませんようにと。

峰：あ、副反応は出ると思います。数だけでいえば相当出ると思います。

編集Y：……。そういえば、中国が人民解放軍などに打ち始めたと報道がありましたね。

峰：中国はなんというか……賢いんですよ。彼らはベクターワクチンの実験も進めつつ、不活化ワクチンにも力を入れているようですからね。

編集Y：そうなんですね。米国、英国などは核酸ワクチンやベクターワクチンでいこうとしていますが、彼らはリスクを承知の上でやっているんでしょうか。

峰：米国、英国などにはある程度、正当性があるんですよ。というのはCOVID－19で大勢の人が亡くなっていて、文字通りの大流行ですからね（米国24万1798人、英国5万4

57人、日本1851人。2020年11月12日時点)。

編集Y：そうか、それを食い止めるためならばある程度のリスクは仕方ない、と。しかし、相対的に死亡者数が少ない日本で、ワクチンによって万一死者が出てしまったら。

峰：「せっかくここまで抑えてきたのに、ワクチンの副反応で死者が」と、大問題になるでしょう。新型コロナによる死亡者数の抑制に成功した日本は、皮肉なことに、いずれにしてもワクチンに対して慎重にやらなきゃいけない方向に追いやられているんです。もし死者が出たら、ワクチン否定派がいっぱい出てくるでしょうね。そして、その場合は専門知識がある人がいかに説明を尽くしても、とても防戦できないと思っています。

「90%を超える有効性」の意味は？

編集Y：ところで、99ページでも触れましたが、2020年11月、日本も購入する予定のmRNAワクチン、米ファイザーと独ビオンテックの「BNT162b2」について、「第3相臨床試験の最終解析において、95%の有効性が示された」と発表しています（中間解析では90%）。続いて米モデルナもmRNAワクチンで「94・5%の有効性」があったと発表しています。（※その後両社のワクチンとも米国などで使用が承認されました）

この95%や94・5%ってどういう意味なんでしょう。そのまま受け取ると「このワクチンを打った人のうち、9割以上が新型コロナにかからなかったんだ」と思うんですが。

峰：違うんですね。ファイザーとビオンテックの話に絞ると、これは大規模なランダム化比較試験で、偽薬（プラセボ）投与群に対してワクチン投与群でのリスク比が0・05、つまりリスクを比較すると9割5分以上減ったという話なんです。が、たしかに分かりにくいですね。中間解析の段階でのとてもいい記事が「日経バイオテクONLINE」に出ているので、考え方は最終解析でも同じですからこちらを読まれるのがおすすめです。（「久保田文の〝気になる現場〟 新型コロナワクチンが「90%の有効性」ってどういうこと？」）

編集Y：リスク比。

峰：この記事に載っていた図を見てください。BNT162b2ワクチンを接種しなかった人たちのうち、86例以上が発症したのに対して、接種した人は8例以下だった（最終解析では162例対8例）。ランダム化という、ワクチン接種の有無以外は同じ条件で揃えた2つの群を比較して、発症するリスクが9割も下がりました、ということです。

編集Y：あー、ワクチンを打たなかったら86人以上だったのが、打ったら8人以下に。つまり、全員に新型コロナウイルスを投与してみたら、ワクチンを打った人と打たなかった人で

今回の中間解析の結果のイメージ（日経バイオテク編集部で作成）

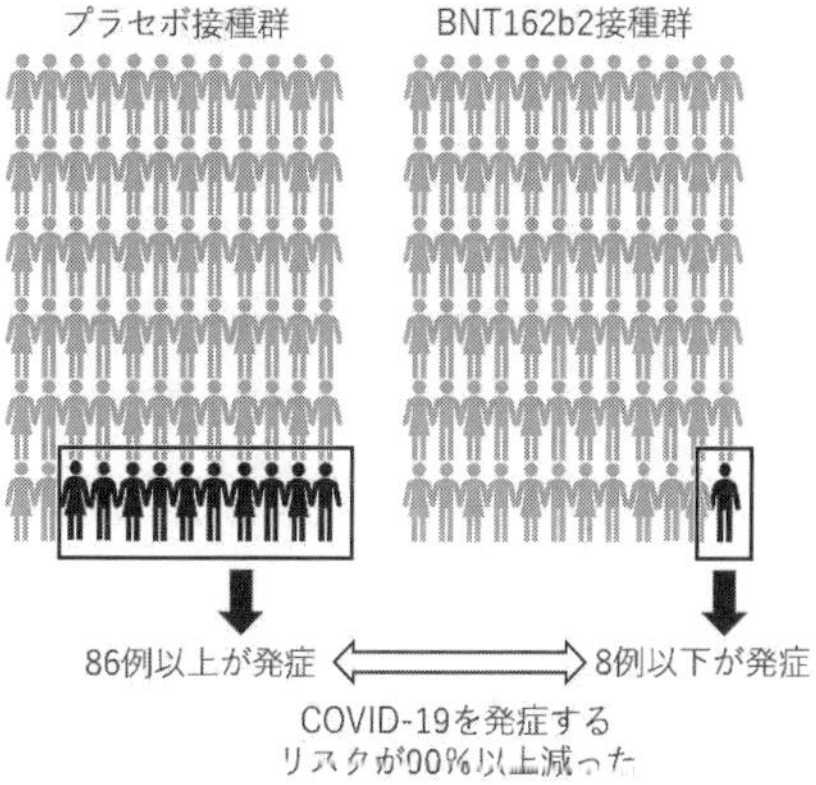

今回の第3相臨床試験では、BNT162b2接種群とプラセボ接種群にそれぞれ2万例以上が割り付けられている。割り付けられた被験者（グレー）のうち、COVID-19を発症した被験者（黒）はごくわずかだ。ただ、図1はあくまでイメージで、割り付けられた被験者（グレー）は実際にはもっと多い

出所：日経バイオテク「久保田文の“気になる現場” 新型コロナワクチンが「90％の有効性」ってどういうこと？」（https://bio.nikkeibp.co.jp/atcl/column/16/100400036/111000011/）より転載

86対8の大差がついたと……

峰：違います違います。まず、この第3相臨床試験ではウイルスに意図的に感染させたりしません。「18歳から85歳の約4万例」を半分に分けて「ワクチンあり」「なし」として、普通に生活してもらって、自然に感染するかどうかを「観察」しているんです。そういう意味では、ワクチン投与については介入研究、感染については観察研究とも言えますね。

※　ざっくり言うと、第1相試験（臨床薬理試験）は健康な成人を対象に安

全性や人体への吸収・排出の特性を確認する小規模な試験、第2相試験（探索的試験）は実際に対象となる人に有効性、安全性、使い方を検討する中規模な試験、第3相試験（検証的試験）は実地に近い状態での効果を試す大規模な試験。

編集Y：えっ、4万人を病院に閉じ込めてベッドに寝かせて、じゃないんですか。

峰：いやいや、そんな特殊な状況下では、ワクチンの実際の有効性の試験になりません。この試験デザインの場合、被験者に普段通りの生活をしてもらうことが大事ですね。

編集Y：……ということは、テスト対象者の約4万人のうち、そもそも新型コロナに感染する機会がなかった人が、相当数含まれるだろう、と言うことですね？

峰：そうです。だからサンプル数を相当多くしないと、そもそも「感染して発症した人」が全然出てこない可能性もあります。今回のテスト期間には感染が一時的に落ち着いた時期がありましたから、自然感染する人が出にくくて、さらに大変だったでしょうね。

「10人のうち9人の発症を防いだ」わけじゃない

編集Y：あ、だから「打っておくと9割の人が感染しない」かどうかは分からないんですね。もともと、感染する機会があったかどうかが分からないんだから。

峰：そうです。リスク比は「リスクどうしの比率」であって、そこを理解するのが難しい。単純に「ある人の感染リスクが90%減った」わけでも「100人のうち90人の感染を防いだ」でも「ない」んです。「(事実上) プラセボ群とワクチン群では、打ったかどうか以外は同一の集団で較べたのだから、同一の比率で感染する機会があったと考えられますよね。その前提で、ワクチンを打った集団の感染者の割合が、打っていない集団の感染者の割合より、割合というのはつまりリスクと言うことになるんですが、90%下がりましたよ」、ということです。実際には、リスク比として評価するよりオッズ比というのを出す方がなじむのかもしれないんですが……とりあえずはリスクの比として発表されていますね。

編集Y：比べているのは「感染した人の割合」=感染リスクであって、「感染しなくて済んだ人の割合」ではない。人数を出したい集団について「ワクチンを打たずに放っておいたら何人が感染・発症するか」が分からないと、「何人のうち何人が守られたか」は分からないわけだ。ん？ 例えば日本、米国、ドイツ、インドと、それぞれ社会によって患者の発生する率(陽性率)が違うんだから、人口に対する「ワクチンで発症を抑えられた人」の比率も変わってきますよね。

峰：この試験は「2020年7月から、米国、ブラジル、アルゼンチン、南アフリカ、ドイツなど複数国の154施設で実施されている」とありますね。そこを考慮して、発症率が違ういろいろな集団を選んで用意したのだと思います。

編集Y：なるほど……年齢や性別、生活状況もさまざまで、でも比較対照できるような2万人強の「群」を用意して、片方にワクチン、片方にプラセボを打って、さらに、自然に感染が生じるまで待って「実際にワクチンがどの程度効くのか」を調べている。すごい、こりゃ大変な試験だ。

峰：はい、大変な試験です。最終解析においてリスク比95%減の有効率はしっかりとしたものであると言えるでしょうね。安全性についても重大な安全性の懸念は認められず、グレード3という比較的大きな有害事象でも頻度が2%を超えるものは、疲労3・8%と頭痛2・0%のみであったとのことです。希望が持てるものなのは間違いありませんね。

このファイザー連合のものもモデルナのものもどちらもmRNAワクチンで、非常に似た戦略で設計・開発されているワクチンです。似た方法論で作られたワクチンが同じように有効であろうというデータが出ていることは、一つの「安心感」がありますよね。

編集Y：ですよね。「ウイルスに接した（であろう）人のうち、これまで10人だった発症者が1人以下になる」と言われたら、相当安心です。株価が反応したのもよく分かります。

感染者の数を増やさないことはますます重要に

峰：Yさん、ほんっとうに「9割」ってすごい、って思います?
編集Y：いや、だってすごいですよね? 9割減らせるんですよ?
峰：はやる気持ちを抑えて、思考実験してみましょう。米国の感染者数は2020年11月16日時点で16万6226人、と、ニューヨークタイムズ紙が報じています。同日の日本は1685人ですね。感染者の人数にざっくり100倍の差があるわけです。もしですよ、米国で、ありえませんが、国民全員がこのワクチンを打って、9割に効いたとします。そして残念ながら、ワクチン接種者でも1割が発症します。さて感染者は何人になりますか。
編集Y：え。16万6226人の1割ですから、1万6622人……それでも日本の10倍だ。日本は168人。こっちは相当「効いた」感じがしますね。
峰：そう、9割に効く、といわれるとたいしたものだと思う(実際、ワクチンとしては立派なものなのですが)けれど、実数を考えると決して楽観視できないことが分かりますよね。米国は流行収束までは相当の時間がかかる。一方、日本はかなり希望が見えてきます。
編集Y：なるほど、ワクチンの効き以前に、手洗いや3密・換気対策で感染そのものの拡大をおさえておくことが決定的に重要なんですね。

峰：そう。ましてこの試算は超・理想条件で、全員がワクチンを接種するなんてことはあり得ませんから、実際の戦いはもっとずっと厳しいものになるでしょう。

編集Y：そうか。「9割効くワクチンができるから」と気を緩めたら、せっかく抑えていた感染者数が急激に伸びて、ワクチンができたときには手遅れ、なんてことにも。

峰：ここまで感染を抑え込んでそんなオチでは目も当てられません。そして、ひとりが何人にもうつすので、感染者が一定以上に増えると流行は急激に拡大します。2020年11月現在「第3波」が到来とされていますが、個人的にはこれこそが第1波、最初の感染の波だと意識して立ち向かうくらいの緊張感で、ちょうどいいんじゃないかと思っているんですよ。

この章の知らないと不都合な真実

- ワクチンの効き目は大きな幅があり、事前に予測はできない
- 核酸ワクチンは実験では効果を見せているが、ワクチンも含め薬に副反応は付き物。
- 世論が過剰にゼロリスクを期待すると、反動が非常に心配

第　4　章

ワクチンとヒトの免疫、基礎の基礎

編集Y：ところで先生、抗ウイルス薬や治療薬のところで、「効く」という意味について話してくださったじゃないですか（58ページ）。ワクチンの場合の「効く」は、かみ砕くとどういうことなんでしょうか。例えば「効くワクチンができそう」と言われると、「そのワクチンを接種すれば感染しない」ことだとシンプルに感じるんですが、考えてみればインフルエンザワクチンは、打っても感染する人がたくさんいますよね。

峰：はい、います。

ワクチンの「効く」「効かない」はどこで見る？

編集Y：私たちは「新型コロナワクチン」という援軍への期待値を、どのくらいに置けばいいのか、率直に教えていただけませんか？　いやまあ、ここまでのお話から、「100%感染しない、ってことはないな」とは思うんですよ。だけど、さっきの「BNT162b2」じゃないですが「効く、と言うからには、打った人の9割くらいは効くよね」という期待もあるんです。峰先生の言う「効く」って、実際はどのくらいでしょう。

峰：面白いというか、いい質問ですね。つまりYさんは「『効く』という言葉の意味が、専門家と一般社会で違うんじゃないか」と予想しているんですよね。

編集Ｙ：はい、そういうことです。

峰：分かりました。インフルエンザワクチンって感染を予防できる率が接種者の3割前後と言われているんです。この数字も毎年けっこう変わるんですが。さて、これを「効く」と思いますか？

編集Ｙ：いや……うーん、思ったよりずっと低いんだな、とは思いますが。

峰：実はインフルエンザワクチンって、ある意味でワクチンの「劣等生」みたいなところがあって、「打てばインフルエンザにかからなくなる」という「感染予防」効果はなかなか危なっかしいところがあるレベルなんですね。

しかしその一方で、重症化予防効果というのは確かに持っているんです。だから接種する意味があるかないかと聞かれたら、あるんです。ということは「効く」と言って差し支えないと思いますね。

編集Ｙ：ワクチンの効果には、感染の予防と症状の悪化を抑える両方がある。効く、といってもやっぱり一口には言えないのか。じゃあ遡っちゃいますが、実際にワクチンの接種が始まれば、感染者の数でその効き目が分かるわけですけれど、開発中はどうなんでしょう。「このワクチンは効きそうだ、ダメそうだ」という評価する軸は何かあるんでしょうか。

効果を測るにはまず「抗体価」

峰：まずは「抗体価」でしょうね。新型コロナワクチンの場合でも、すでに、大型哺乳類、つまり主にサルでの実験で、いくつかのワクチン候補薬を注射すると、サルの免疫系が反応していることが確かめられました。血液中の抗体価が上がり、感染予防効果まであることが分かっているんです。

編集Ｙ：抗体価、というのは？

峰：ウイルス（抗原）の侵入で免疫系が反応して、抗原と戦う「抗体」が作られる。その抗体の量のことです。

免疫グロブリンとも呼ばれる抗体、なかでも特定の病原体に特異的に反応する抗体（できれば「中和抗体」が望ましい。病原体の生物学的な悪影響を「中和」することからこう呼ばれる。「感染予防効果」と「重症化予防効果」を期待できる）の量が増えれば、免疫系が作動したことが分かる。特異的に反応する抗体をたくさん作り出せるようになる、これが、「免疫がついた」ということを確認する一つの方法です。

編集Ｙ：ワクチンを打ったら、身体が抗体を作り出しはじめた。ということは、その身体の免疫系が「病原体が侵入した」と反応していることを示す。作り出された抗体の量が多ければ、身体がワクチンを「病原体（抗原）」だと〝正しく〟認識したということを示す。つまり、そのワクチンは「効きそうだ」ということになるんですね。

峰：2020年10月の時点でヒトでのテストでは、新型コロナワクチンによって抗体価が上がることが確認されています。実際にコロナに感染し、治癒しつつある患者の抗体価を上回る場合もあるので、これは「効く」可能性が高い。ただ、重要なのは「どのくらいの抗体価があれば感染を防げたり、重症化を抑えられるか」「免疫の記憶（前章参照）はどのくらい持つのか」については、まだ分かっていないということです。

編集Y：試した人がいないから、ですね。ファイザーとビオンテックの最終解析結果、モデルナの中間発表と、11月に相次いで実験結果が出ていますけど（113ページ）。これについてはいかがですか。

峰：はい。有望な数値ですので期待は持てます。でも「生物学的に、ヒトを含む哺乳類において『防御能』を得られるという実験結果がある」とまでしか、まだ言えないんです。私も「効く可能性が高い」という言い方はしていますが、「ヒトで効くということが分かった」と言うにはちょっと早いかな、と思います。

いま注目されている核酸ワクチンやベクターワクチン（前章参照）について言えば、「テクノロジーの根幹に使われている仮説が正しいことは、まず間違いないだろう」という状況にはなった。なので、今まである意味机上の空論（動物実験までは実証あり）だったものが、ヒトも含む実験レベルで証明されつつある。ということで道筋が見えてきた。ここまでの結果から外挿すると「効く」ところまでいくんじゃないか。そんな思いが自分の中で強くなってきた。これは「以前よりは楽観に傾いた」ということなのですね。

編集Y：ただし、「ヒト」に「効く」度合いについてや効き方については、今なにか確信を持って語ることは無理で、仮説と実験結果から「効くんじゃないか」くらいまでが限界。

峰：その通りです。併せて、「抗体ができた」＝「ウイルスを駆逐できる」ではないですし、まして「病気が治る」わけではないことも知っておいてくださいね。

編集Y：えっ、がっかりです。

峰：ヒトの免疫系は複雑で、「AならばB」とにシンプルに進まないことが多々あります。

編集Y：そうか……それでもできる限り理解してみたいです。体内に入ったウイルスに、ヒトの免疫がどう反応するのか、教えていただいてもいいですか。

峰：はい。ウイルスの感染と免疫による治癒は、おおむねこういう流れになります。

ウイルスが体内に入って感染が広がる仕組み

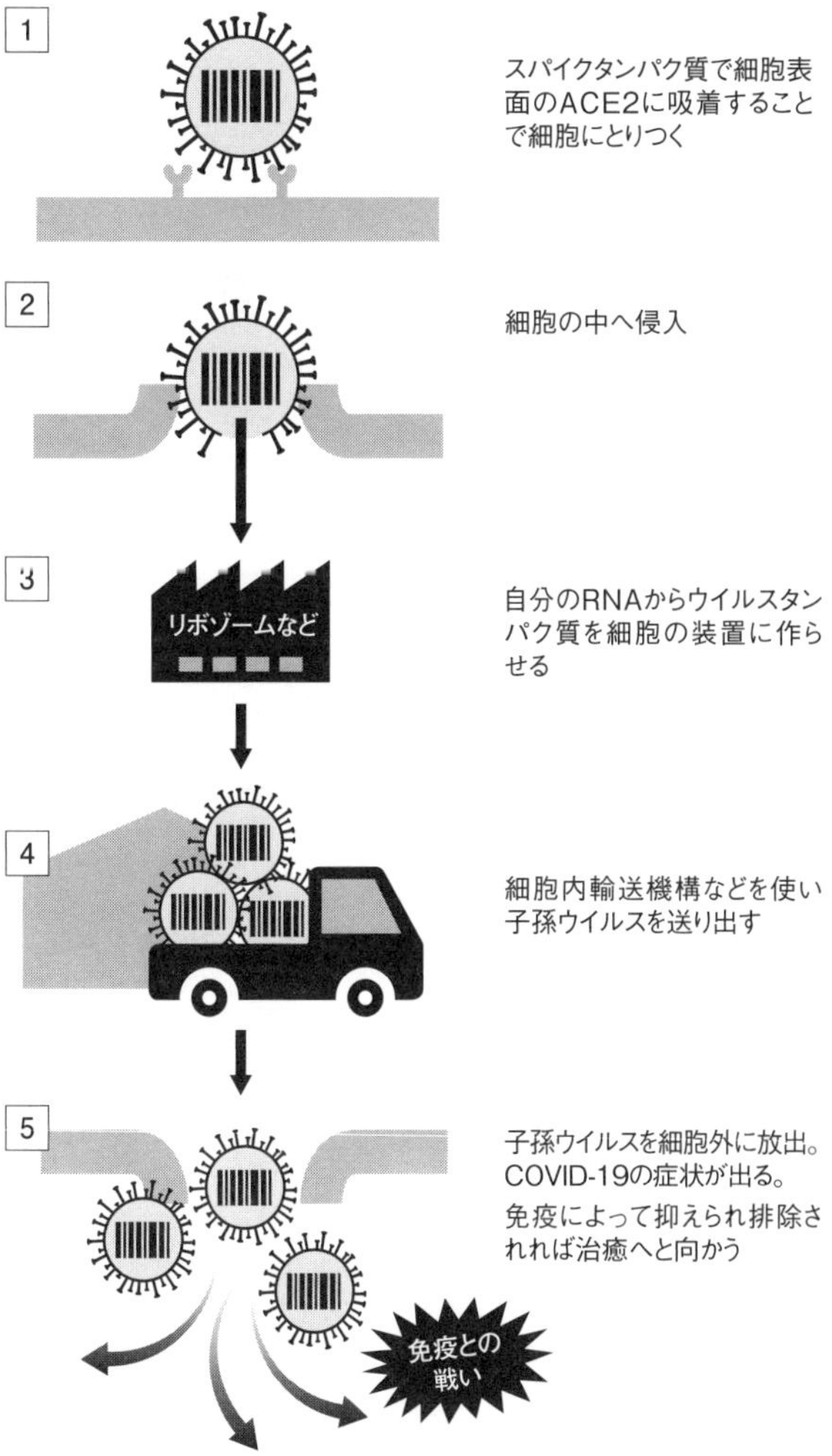
1
スパイクタンパク質で細胞表面のACE2に吸着することで細胞にとりつく
2
細胞の中へ侵入
3
リボゾームなど
自分のRNAからウイルスタンパク質を細胞の装置に作らせる
4
細胞内輸送機構などを使い子孫ウイルスを送り出す
5
子孫ウイルスを細胞外に放出。COVID-19の症状が出る。
免疫によって抑えられ排除されれば治癒へと向かう
免疫との戦い

編集Y：どの段階からが「感染」なんでしょう。

峰：ウイルスが体内の細胞に入るあたりから、細胞で増殖をし始めるところで「感染」が成立する。そう捉えておけば大きくは間違いないでしょうね。

編集Y：ちなみに、細胞内に入れなかったウイルスはどうなりますか？

峰：体液に乗って排出されます。

完全に感染を予防するワクチンも存在する

編集Y：なるほど。では、完全な感染予防、「ウイルスが体の細胞に入り込むのを防ぐワクチン」というのは実在するんですか。

峰：あります。例えばＨＰＶ（ヒトパピローマウイルス）による子宮頸《けい》がんを予防するワクチンであるＨＰＶワクチンが、まさにそう。

編集Y：おー、例の、先生が普及を訴えているヤツですね。

峰：ＨＰＶは細胞に入り込んだらもう長く居座ることが多いのですけれども、このワクチンによって抗体ができると、そもそも細胞に入らないようにしてくれるんです。

編集Y：じゃ、効果としてはかなり上等な。

峰：はい、かなりいいワクチンなんですね。

編集Ｙ：うれしそうですね（笑）。

峰：これは優等生ワクチンの代表格になっているので、ワクチン研究に携わる側としては、ワクチンの成功例として挙げたいものの一つであるのは間違いないんですね。麻疹とか天然痘とかのワクチンも感染予防の効果は高いですが、一部はウイルスが細胞に入って感染はするんです。ただ、体の中でウイルスが増えるのを抑えること、つまり発症させないことに成功しているので、段階で言うと「（多少は）感染するけれど発症はさせない」ようにしている、発症防止ワクチンという面もあると思われますね。発症防止ができれば、感染しても外に排出するほどのウイルスはできない可能性があります。

編集Ｙ：なるほど。それができれば感染拡大は止められる。

峰：いずれにせよ、しっかり効くワクチンは、他者への「感染力」を抑える「伝播防止」ワクチンにもなり得るということですね。インフルエンザワクチンはさらにその下のレベルで抑えていて、体内でうわーっとウイルスが増えて、発症したりはするんだけど、重症化を予防すると。重症化予防効果と言いますが、この状態では、人にうつす可能性もあります。

編集Ｙ：だから、「発症したら家にいるように」と言われるわけか。

峰：ワクチンの性能は「効く、効かない」じゃなくて、そういうふうにいくつかの段階に考えるのがいいんですね、本来は。そして、ワクチンの効き目が、ワクチンの種類だけですぱっと分かれているわけではない。

編集Y：といいますと？

峰：ある人には重症化予防までしかできないけど、よく効く人にとっては感染予防まで効くよ、とか。効き方に幅があるんです。必ず。

編集Y：ああ、そうか、ワクチンは人間の免疫系との相互作用だから、人によって効き目に差がある、個人差が出るわけですね。

峰：そういうことですね。

「自然免疫」と「獲得免疫」

編集Y：人によって効き目が違う、というのもすごくやっかいですよね。そもそもヒトの免疫系はどういう仕組みになっているのか、ざっくり説明していただけませんか。

峰：じゃ、基礎の基礎からですね。免疫システムというのは非常に複雑なんですが、まず大ざっぱには「自然免疫」と「獲得免疫」に分かれるんです。

編集Y：生まれたときからもともと持っている免疫と、あとから身に付けた免疫がある？
峰：違うんです。言葉からはそう聞こえますけれど。
編集Y：違う？　だって自然とか獲得とか聞いたらそう思うじゃないですか。
峰：どちらも人間の身体にもともと備わっている免疫システムです。自然免疫は、相手を細かく特定して選ぶということをせず、とにかく侵入者を見つけて、見つけたら攻撃する。獲得免疫は、特定の決まった相手だけを狙って攻撃する。
編集Y：じゃ「自動免疫」と「記憶免疫」にすればいいのに。センモンヨウゴムツカシイ。
峰：自然免疫の仕組みは、何のウイルスであろうが、細菌であろうが、病原体が来たら、体内の好中球、マクロファージ、樹状細胞などが、うわーっと食べに行くんです。反応が非常に速いんですね。その分、攻撃も大ざっぱで、最終的に制圧する力までは持ってないことが多いんです。
編集Y：細菌でもウイルスでも、とにかく異物が来たらやっつけに行く。反応は迅速だけど、攻撃力はそこそこ。相手を見つけたらいきなり殴りかかる、野性味あふれる前衛部隊、ってところかな。
峰：そして、相手を気にしない分、もし同じ病原体がまたやってきても、同じように反応します。戦闘力は変わらないんです。

一方、獲得免疫というのは、例えばヘルペスウイルスだったら「ヘルペスウイルスの4型か、1型か、3型か、5型か」、さらにはその4型のウイルスの表面のたんぱく質の、この部分、というふうに、病原体を非常に細かく見分けるんです。それで、ヘルペスウイルス4型の表面のこの部分にくっつく抗体を作れ、そして新たなウイルスを作りだしている、感染してしまった細胞を殺してしまえ、というふうに特異的に反応するんです。こちらの主役はT細胞、B細胞などです。

編集Y：なるほど、獲得免疫はその細菌なり、ウイルスなりに対する専用兵器を持っている。80ページで出た、「無量大数」レベルのバリエーションを持つのはこちらなんですね。

峰：そう、最終制圧は、やはりこういう凄腕の狩人、スナイパーが出てきて犯人をしっかり狙撃し、破壊し、排除しなきゃいけないわけです。これが獲得免疫。

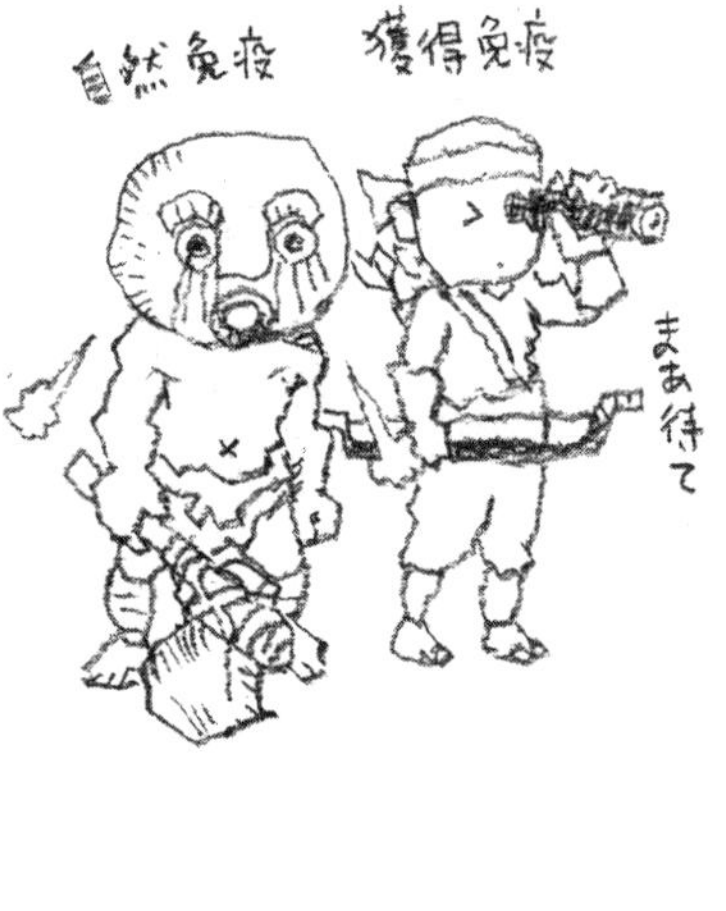

そして獲得免疫は2つに分かれます。「液性免疫」と「細胞性免疫」。

編集Y：あー、あー、「液性」とかいっても、別に液体じゃないんですよね、きっと（何かを悟った目）。

峰：はい、液性免疫というのは主に「抗体」が活躍するシステムです。詳しく言うと「抗体」や「補体」などからなるんですけど。

血液中で戦う「液性免疫」、感染細胞を殺す「細胞性免疫」

編集Y：あ、「免疫＝抗体が作用するもの」だとなんとなく思っていましたが、「獲得免疫」のうちの「液性免疫」が、「抗体を使うシステム」なんですね。

峰：そうです。抗体は可溶性の糖たんぱく質でして、血液などの体液中に存在します。細菌やウイルス（抗原）を認識して、結合し、活動を妨げます。これを作る指示を出すのがT細胞の役割の1つで、実際に抗体を作るのがB細胞系の細胞です。

編集Y：液性免疫はB細胞が作る抗体が主力兵器で、抗体はそれぞれの病原体に特化して、直接攻撃する、と。

峰：はい。最後に細胞性免疫、これはT細胞などが主に担うんですが、何をやるかという

ヒトの免疫系

免疫

自然免疫

- **マクロファージ**
  病原体を取り込んで排除する
- **樹状細胞**
  病原体を感知し、T細胞などに知らせる
- **サイトカイン、インターフェロン**
  自然免疫系を活性化する、免疫細胞間の連絡をする
- **NK細胞**
  病原体に感染した、細胞を攻撃する

獲得免疫

液性免疫　細胞の外にいる病原体を攻撃する

- **抗体**
  特定の病原体―抗原に結合し
  その活動を抑える
- **補体**
  病原体を破壊し、自然免疫を活性化する

細胞性免疫　病原体が感染した細胞を攻撃する

- **T細胞**
  獲得免疫の司令塔。分化してB細胞に
  抗体を作らせたり、感染した細胞を
  攻撃する
- **B細胞**
  T細胞の指示で抗体を生産する

と、ウイルスを直接は攻撃しないんです。ウイルスが感染している細胞、つまりウイルスに乗っ取られて巣にされてしまった細胞を殺しに行くんです。

編集Y：乗っ取られて、ウイルスのRNAの生産工場になっている細胞ですね。

峰：もともとはクリーニング工場だったのに、ギャングに乗っ取られて秘密裏に覚醒剤の生産工場になってしまった細胞があるとします。そこから出てくるヤクを持ったギャングは抗体（液性免疫）が攻撃します。一方、覚醒剤工場自体を爆撃するのが細胞性免疫。

編集Y：分かりやすい。なるほど。

峰：例外はあるんですけど、こういうふうに捉えておけばいいでしょう。

編集Y：で、ワクチンというのは、自然、液性、細胞性免疫を、何ていうのかな、どういう割合で刺激して、効果を得ているんでしょう。

峰：……それは、もう1度がっつり時間を取って、しっかり講義しないといけないくらいの大きなテーマなんですけど、実は、ぶっちゃけてしまうと、自然免疫と細胞性免疫の効果を、量として明確に計測できる技術って、今のところ存在しないんですよ。

編集Y：えー？

峰：事実です。

編集Y：だって、効果測定できないなら効くか効かないかって証明できなくないですか。
峰：液性免疫だけは計測できます。逆の言い方をすると、しっかりと妥当な状態で計測できるのは液性免疫だけです。
編集Y：計測というのは具体的にどういう意味でございましょう。
峰：液性免疫については、抗体の量を調べられますから。
編集Y：そうか。抗体価だ（124ページ）。
峰：なので比較的簡単なんですよ。僕とYさんの血をそれぞれ採ってきて、麻疹の抗体はYさんが64倍、僕が128倍。だったら、ああ、僕のほうが抗体価が高い、みたいになるんです。感染していれば抗体価が上がりますから、それで感染しているかどうかも分かる。

ワクチンは自然免疫や細胞性免疫も刺激している、が……

峰：で、実はワクチンは、獲得免疫の液性免疫だけでなく、自然免疫や細胞性免疫も刺激しています、すごく。
編集Y：それはすばらしい、で、どういう経路で？
峰：ワクチンではなく、自然に感染した場合から考えてみましょう。まず、病原体そのものが、そんなピュアなものじゃないわけです。「生きている」ウイルスですから、いろいろなコンポーネントが含まれていますよね。ワクチンは、言うなればウイルスのスパイクタンパクのパーツを作って体内に入れるわけですが、例えばコロナウイルスであればスパイクタンパク以外にもＮタンパクだとかＭタンパクだとか脂質だとか、要はいろいろな異物が一緒に入ってくるわけです。

ウイルスが感染して細胞でうわーっと増えたときに、免疫系はスパイクタンパクにも反応するんですけど、同時にＲＮＡだとか、ウイルスの様々な要素をセンシングする細胞がいるんですね。自然に感染するときっていろいろな刺激を受けるんですよ。

編集Ｙ：いろいろな病原体の要素が侵入してくるから、いろいろな免疫系の要素が反応して、騒ぎが大きくなると。

峰：そう。いっぱい刺激を受けるので、免疫の反応も免疫細胞同士が、クロストークと言うんですが、お互いにコミュニケーションを取って「大変だ、大変だ」とどんどん活動が活発になる。それで非常に強くＴ細胞やＢ細胞が刺激を受けて、強い免疫反応が起こるんです。

編集Ｙ：そうか、それで大火事になっちゃって、病気の症状にもなってしまう。53ページで出たアレ、ステロイドの出番になるわけだ。

峰：これは生ワクチンのところでも軽く述べましたけど、自然感染ですごく強い反応が起これば、免疫が長く持つことになることが多いのです。

一方ワクチンそのものは純粋というか、ピュアなので効果が弱い。そこで82ページで出てきた「アジュバント」です。アジュバントは「生きている」ウイルスの持つ多様な要素を模倣して開発されているわけです。例えば「Poly（I:C）」という物質は、好中球だとか、マクロファージだとか、樹状細胞と呼ばれる自然免疫をつかさどる細胞に主に効くものですが、これをワクチンと合わせて打ち込むと、自然免疫を激しく反応させるわけです。それによって、いろいろな「サイトカイン」という連絡物質を出させて、獲得免疫に勘違いさせるんですね。「ああ、これはどえらい感染が起こっているぞ」と。

強すぎるアジュバントは免疫系を刺激しすぎて、逆に病気になっちゃう。そこのバランスが重要ですし、核酸ワクチンは、核酸自体がアジュバントの役割もするというところもありますから、その辺への期待もあるんです。

編集Y：いやあ、そうか、ここでアジュバントの話がつながるんだ！

峰：あるアジュバントによって自然免疫がどのぐらい反応しているかとか、獲得免疫系にどのぐらいのシグナルが入るかという、その差によってどのぐらい免疫が付くか、どのくらい免疫記憶が持つかだとかは規定されるのではないか、と言えると思うんですね。

ですけど、どの程度刺激されたか、その結果、どの程度活性化しているか、これを正確に測る手段がないので今まで言ってこなかっただけなんです。

免疫系の反応を測定するのは難しい！

編集Y：本当に素人考えですけど、ウイルスがごっそりいる中にその人のT細胞とかを垂らして、ウイルスがたくさん減ったほうが細胞性免疫が強い、というような形では測れないものなんですかね。

峰：発想としてはすごくいいんですけれども、どこで測るかという問題になります。つまり、人の体の外で測るのか、中で測るのか。

編集Y：観察しやすそうだから、外、と言いたいところですが……。

峰：先ほど申し上げたように、細胞性免疫はウイルスそのものは攻撃しないんですね。乗っ取られた細胞を攻撃するわけです。つまり、乗っ取られた細胞を用意しなきゃいけない。

ところがこの乗っ取られた細胞も、「異物」であってはいけないんです。例えば僕の細胞でYさん用の検査薬は作れないんです。なぜなら、もう僕の細胞であるという時点で、Yさんの細胞性免疫、T細胞たちにとっては「見たことない細胞だから壊せ」になっちゃうんですよ。だからYさんの免疫を評価するには、Yさんの細胞で作った乗っ取られた細胞を作らなきゃいけないんです。

編集Y：むむむ。細胞性免疫や、自然免疫みたいな人間の体内の仕組みを評価するには、まず本人に感染してもらった上で、ダイナミックに変化する体内環境の一部を事前事後で比較できるようなアイデアがないと、ってことですか。

峰：そう。生物として活動している状況で、どの仕組みがどのくらい寄与しているか、ということを判定するのはとても難しい。

で、代用指標として、結局、例えば新型コロナウイルスの一部に反応するT細胞（正確にはその亜分類まで）がどの程度増えたか、全T細胞のうち何％がそのウイルス特異的（そのウイルスだけを狙い撃ちするよう）になったか、などを見たりするわけですが、それも実は免疫効果と相関していると言い切るには、まだまだ科学的知見が足りないんですね。さらに自然免疫については、効果を測定するために何を測ればいいのか、とんと分からない。

編集Y：そうなんですか？　でもときどき、「自然免疫が新型コロナに対して効果がうんぬん」という説も見ますが。

峰：効果はあるんですよ、恐らくは。でも、そもそも自然免疫は「どの程度寄与しているのか」を計測できていないので、「理屈としてはあり得る……でも、どうやって証明するの?」以上の学説にはならないんですね、今のところ。

もし、計測できないことを知らないで発言しているなら論外ですし、分かって言ってるなら、それは学者としては誠意を欠くでしょう。僕だって、もし計測できるならしたいです。そうすれば僕の研究も進むし（笑）。

編集Y：しかし、しかしですねえ、抗体の量が計測できるなら、例えばT細胞だってカウントできますよね。「T細胞がばんばん増えてる! 効いてるぞ!」という感じで効果が分かったりしないんですか。

峰：実はそれも面白いところなんです。T細胞は標的に合わせて1無量大数種類、とかそういうすごいパターンがあるわけですね。そうすると、例えば100マイクロリットル、1滴の血液の中に100万個あったとしますよね、T細胞が。

編集Y：はい。

峰：その「100万個のうちの何パーセントが新型コロナに反応するか」ということを考える……これはレパトアの問題の一つなんです。レパトアというのはレパートリー。病原体に対して細胞性免疫は、例えばT細胞で大量のレパートリーを用意してあるわけです。それで、例えばこの100万個のT細胞のうちの1%が対新型コロナ専用であるのが普通の状態で、ワクチンなどで刺激をすると3%に増えるよということがあったとしますよね。そうしたら確かに効果が分かるように思いますよね。

編集Y：うん、分かりそうですね。

峰：これが液性免疫で言う抗体価に当たるでしょう、と。ところが、例えば僕が研究しているヘルペスウイルスのEBVで見ますと、T細胞のレパトアのうちの約15%がEBV特異的なT細胞からなるんですよ。

編集Y：え。例によって1対1対応じゃない、ってことですか?

峰：そう。しかも、それだけの対EBV能力を持つT細胞がありながら、やっつけてEBVを排除できているわけでもない。ということは、純粋に数だけが増えれば対象を駆逐できるかどうかすら分からない。数に比例して免疫効果が高くなる、というわけではどうもなさそうな現象がある。

編集Y：えぇー?

峰：対応するT細胞が増えても、その一部だけが一生懸命頑張っていたり、あるいは全部がダメだったり、もちろん全部が頑張ったり、いろいろなパターンがあるんでしょうね。

「数が増える」と「効果がある」は別問題

実はT細胞のレパトアの増え具合というか割合の変わりかたというのは、1つの指標として最近の新型コロナの論文でいっぱい出ているんですよ。それこそモデルナのワクチン論文でも、ワクチンを打つと新型コロナウイルスに対応したT細胞（のサブタイプ）のレパトアの構成が変わり、特異的に反応する集団が増えるということをもって、細胞性免疫が反応し、増えていると書いているんです。

それはまぁ現象としては正しいんですけれども、実際にどのぐらい増加したらどのぐらいの、いわゆる免疫の「効き」が上がるかというのはまだ誰にも分からないんです。つまり、レパトアが1・5倍になれば例えば1・5倍病気を抑えられるのか、とかいったことが言えるかどうかは分かっていない。

編集Y：数が増えれば効くかどうかは単純には分からない。そして、そもそも効果を測定する計測基準を持っていない。なるほど。こりゃ大変だ。

峰：そうなんです。なので、現実的に実際の臨床応用としても、唯一、測れるのは抗体、つまり液性免疫の反応状態だけなんです。抗体は非常に分かりやすいんです。いわばミサイルなので、効果はミサイルの数に比例するわけですよ。100倍あれば100倍効くだろう、というわけです。ただし爆撃機の場合は、優秀なクルーが乗っている場合と、へっぽこな場合で差が大きい。そしてどの爆撃機が優秀なのかは、やっぱりやってみないと分からない。

編集Y：うーん。へっぽこ爆撃機がいっぱい飛んでも制圧できないわけですね。

抗体価だけに注目するのも間違いだ

峰：もっと混乱させちゃいますと、抗体価という数字だけを見て「分かった気になる」のもやっぱり間違いなんです。先ほど、「新型コロナで付いた免疫の抗体価は3カ月で落ちていく、だからワクチンも期待できない」という話をする人は信用しなくてよろしい、と言いましたよね（106ページ）。

編集Y：はい、自然感染で付いた免疫と、ワクチンで付いた免疫の効果が等しいと考える理由はない、ということでしたね。

峰：もうひとつ、この話をしちゃう人は抗体価だけに注目して、自然免疫と細胞性免疫を見ていないわけです。抗体価はだんだん下がっているけど、T細胞とか自然免疫が頑張っていれば、実は免疫系の戦闘力は下がっていない可能性があるわけです。我々が測れている、数値化できている抗体価というものは下がることは見えている。だけど、本当に免疫が新型コロナと戦う力をなくしているかというと、それはまた別問題。抗体価が下がると免疫が消えるのかどうかは、現状は「分からない」のであって、「なくなる」ことは意味していない。

編集Y：そうか、「分からない」ことと「ない」ことは、まったく違うんだ。

峰：ただ、こうした歯がゆい状況が、新型コロナ対策で研究にリソースが潤沢に回ってきたことで、今、ようやく計測への挑戦がいろいろな形でできるようになってきました。今まさにこの新型コロナで切り開かれている最先端の医療・医学研究がいっぱいあるんですよ。

例えば大きな議論となったPCR検査の偽陰性、偽陽性もそうですし、どのぐらいエアロゾルが飛ぶかもそうですし、ワクチン以外でもいろいろな分野の最先端、「エッジ」が加速しているんですね。T細胞を計測しようという我々バイラルイミュノロジスト、ウイルス免疫学者の野望はすごくて、「とにかく今まで考えられていたことを全部やってみよう」ということでどんどん論文が出ています。このうち残って、評価されて次の時代の基礎を作っていくものはごく一部だとは思いますが。

編集Y：64ページで伺った、専門分野の深掘り、専門同士の境界エリアの研究、どちらもこの事態がきっかけで、猛烈に加速している。いいお話ですね。

峰：付け加えると、実は、今回の新型コロナウイルス、正式名称「ＳＡＲＳ－ＣｏＶ－２」に対するワクチン開発や病態研究で、免疫の反応を「測ろう」という研究がすごく増えて進んできています。

抗体価だけで今まで測っていたワクチンの効果や「免疫の状態」というのをもっといろんな視点から見ようという技術が進んできているんです。なので、ワクチンの評価の仕方というのも、この流行を機に変わる、進む、そういう部分があると思いますね。Ｙさんがお望みだった「効き目」を定量化する方法も、いずれは現れるのかもしれません。

編集Ｙ：ウイルス免疫学はカンブリア爆発みたいな感じになっているわけだ。

峰：そうです。

編集Ｙ：お金も流れ込んできているし。

峰：その通りです。

ワクチンを二度打つ理由

編集Ｙ：その成果が一刻も早く出ることを祈りつつ、もうひとつ教えてください。これも基本的なところなんですけど、前回に出てきた「免疫系は二度目に感染したときに効果を発揮する」というのは、獲得免疫系のお話ですよね。

峰：はい。具体的には、免疫記憶といって、「メモリーB細胞」「メモリーT細胞」が、1回目の刺激を受けたとき、つまりこの場合は感染をしたか、ワクチンを受けたかですけれども、そのときにたくさん増えます。そのうちの一部が、メモリーと言って、記憶しながらレスト、休む状況になります。このレストの状況にいる細胞は、次に同じ刺激が入ると、即応部隊になってわーっとすぐに反応するんですね。既知の敵に関してはもう瞬時に自然免疫と同じぐらいの速度で反応します。なので、2回目は即座に抑え込みができると。

編集Y：ワクチンを2回接種するのは、それを狙っているんですか。

峰：1回目のワクチンの段階での、細胞への刺激が不十分なことがあるんですね。なので、これを十分に刺激してあげるために、ブーストしてあげる。

実はこれも、2回目も同じT／B細胞が刺激されてさらにブーストするというんじゃなくて、対応できるレパートリー、さっき言ったレパトアの中での割合を増やしているんだ、ということも分かっていたりします。

編集Y：ん？　何が違うんでしょう。

峰：つまり、同じウイルスに反応するレパトアの中にも、ウイルスのどこを見て「あっ」と気がつくかの違いがある。そこで、人間の顔に例えれば、ウイルスの鼻（ありませんけれど）で認識する、目で認識する、口で認識する、みたいな、より広くウイルスを認識・攻撃する免疫系を作っていくことができる、というわけです。

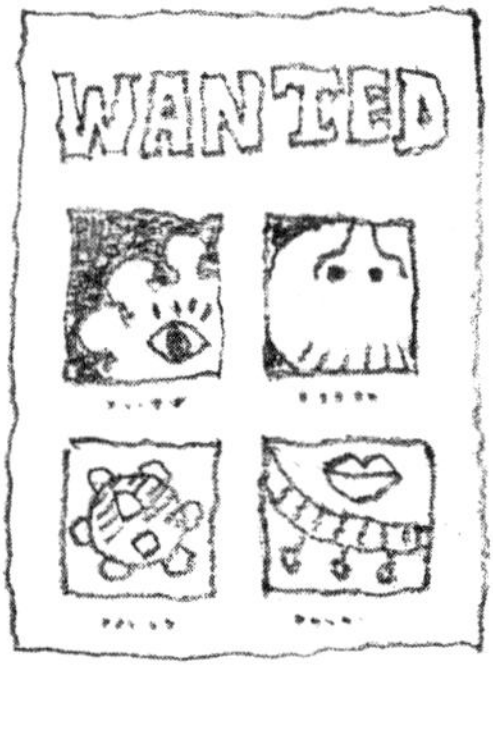

どこまで行っても確率の話

編集Y：なるほど。顔のいろいろな部分の手配書を撒《ま》くことで、気がついて反応できるT細胞やB細胞などの「種類」を増やすことにつながる。
峰：そういうこともあって、レパトアの中で対応できる細胞を広げておくということも非常に重要なんですね。
編集Y：じゃあ、1回目、2回目で、別のワクチンが打たれているわけですか。
峰：いや、同じものを打っているんですけれども、1回目は抗原のこの部分に特に反応した、2回目は別の部分に反応した……などということが起こるんです。もちろん1回目と2回目が同じということもあり得るんですけど、確率的には少ないですね。
編集Y：うーむ、ちょっと失礼な物言いかもしれませんが、ワクチンというのは、結局、効きもリスクも、確率的な事象から逃げられないんですね。確率的にこうすれば効果の出る可能性が高くなるだろう、ということをやっているわけですね。
峰：そういうことです。「こうやったらこうなる」という1対1対応とは全然言えないですね。
編集Y：そうなると、やはり「検査は白か黒かはっきり分かるもの」とか「ワクチンが効くというのは、かからないということだ」といった、○か×かの話とはものすごく相性が悪い。言い換えると、「一般常識」ですぱっと判断するのは難しい。
峰：ですね。ですので、話もどうしても長くなるわけです（笑）。でも、こうやって長いお話をゆっくりと読んでくださる方は、俗説や過激な話には、簡単に騙されることはないと思います。
　ワクチンの場合は「一気に全国民接種」も「安全性が100％になるまで拒否」も、どちらも大きなリスクがある。どちらかに偏った意見が出てきたら、ぜひ、冷静に受け止めてく

ださい。（※21年1月、峰先生はモデルナのｍＲＮＡワクチンを接種しました）

インフルエンザワクチンが「劣等生」なワケ

編集Ｙ：おっと、そうだ、インフルエンザワクチンはなぜ劣等生なのかを聞いていません！

峰：そうでした（笑）。新型コロナのＣＯＶＩＤ－19もインフルエンザも呼吸器感染症なんですが、呼吸器周辺はそもそも免疫系にとって戦うのが難しい場所なんですよ。

まず、ウイルスに対する主戦力の一つ、抗体について考えてみましょう。抗体はウイルスの表面にくっつくことによって、細胞内に侵入することを防ぐのが主な役割になります。増えないから発症しない。ならば免疫も激烈な反応をしないので症状も起きない。人にうつすこともない。ということで、免疫系の中でも抗体は、細胞への感染を防ぐところで大きな働きをしていると思われるんです。

編集Ｙ：なるほど。

峰：ですので、これはシステミックインフェクションを起こすウイルス、システミックというのは全身性という意味ですね。麻疹だとか水疱瘡のように症状が全身に出る病気、あれは、血液を介して体中にウイルスが流れている。viremia（ウイルス血症）と言うんですけれども、この場合は、抗体がすごく効果的に効くんですね。血液の中でウイルスをつかまえて、ぼこぼこやっつける。

編集Y：はい。

峰：ところが、呼吸器感染症というのは、ウイルスが飛沫に乗って飛んできまして、鼻だとか肺だとかの上皮にくっつきます。そうすると、全身の血流に乗らないで、例えば鼻の粘膜で増えたりするんですよ。上皮細胞、もっとも上側の粘膜の細胞が侵入されてしまう。だけど、抗体が回っているところって血液中が主体なんです。上皮細胞にもまったく届かないわけではないけれど、血液中とは比較にならないくらい手薄になる。細かい話をすると、ＩｇＡという粘膜専門の抗体もあるんですけど、それを誘導するのが難しいんです。

編集Y：そうか、抗体は液性免疫だった……。

峰：なので、ワクチンを打って、抗体ができていて、血液が頻繁に行き来するところは守られていても、上皮細胞には感染していて、場合によっては少し増えて人にもうつす場合もある。全身に回る前に、しゃべったり、くしゃみされたら、それで飛び散っちゃうので。

編集Y：ウイルスの製造工場が喉や鼻にできちゃって、そこには警察が踏み込みにくいと。

峰：なので、うまくいっていない、成績が悪いワクチンというのはほぼ全部、呼吸器感染症なんですね。インフルエンザワクチンがそうですし、風邪もそうです。

編集Y：新型コロナのワクチンも、呼吸器感染症を起こすウイルスだから……ダメか？

峰：いや、そこは臨床試験の結果を見ないと本当に何とも言えないです。インフルエンザは流行しているウイルスのほうがくるくる変わるなど、いろいろなファクターが絡みます。コロナはそれに対して基本的に大きな変異はない、1対1で開発されていますので。

編集Y：期待できそうな要素もあるんですね！

峰：……というところはあるんですけど、縷々《るる》申し上げてきた通り、人体の反応というのはさまざまです。なので、なかなか今の時点でコロナウイルスのワクチンがどのくらいの能力になるかというのを断言するのは難しいですね。

編集Y：ああ、「専門家には複雑な世界が見えている」ということを、切実な問いを前にするとつい忘れてしまいます。反省反省。

この章の

知らないと不都合な真実

- 新型コロナワクチンで免疫がどれくらい付くか、持つか、は現状では「分からない」
- 免疫系は「こうすればこうなる」という一対一対応、白か黒か、が非常に言いにくい

第　5　章

新型コロナ対策の「湯加減」

熱過ぎず、温過ぎず、のんびり入れる湯加減を考える

編集Y：新型コロナウイルスの性格、治療薬にワクチン、それらが効くロジックを伺ってきました。第1章で、感染を避けるための基本的な考え方を教えていただいたわけですが、さらに具体的な対策の、いわば「湯加減」を知りたいですね。

峰：対策の湯加減。

編集Y：はい。温《ぬる》過ぎたら文字通り風邪を引いちゃうし、熱過ぎたら入っていることができない。しかも、日本の制度上、自粛や3密回避も「命令」じゃないから、我々は自分自身で判断し、なおかつ周りの状況を見ながら行動せねばならない。場合によっては、意味のない「同調圧力」にもさらされる。これって、すごいストレスですよね。

安全性が高く効果的なワクチンが普及するまで、この状態が続くことを覚悟する必要があるならば、「ゆっくり、リラックスしながら入り続けられる湯加減」を知りたい、と切実に思います。この辺のお考えを聞かせていただけませんか。

峰：そこはすごくいいポイントというか、まさに我が意を得たりという質問でありまして。まず、今、お湯加減と言っていただいたことを、私は「相場観」と呼んでいたんですけれど

も、同じことですよね。

編集Y：はい、まったく同じことだと思います。

峰：その相場観、お湯加減がどのぐらいだかが分からないせいで、緊張しちゃう人は緊張し過ぎて「もうすべて消毒しなきゃいけない」。緩む人は、「もういいだろう？」になってしまう。あとは、やけっぱちといいますか、「神風《かみかぜ》」願望。

編集Y：神風。元寇ですか。何か一発でこの状況を解決してくれる大いなる存在が登場するはずだ、という。

峰：そうそう。日本人には集団免疫がもう付いているんだ、とか、ＰＣＲ検査さえ増やせば大丈夫だ、とか、「新型コロナなんて、インフルエンザ並みかそれ以下だ」とかね。そんな感じで振り切れて、お祭りモードになっちゃう人がいるんですよね。

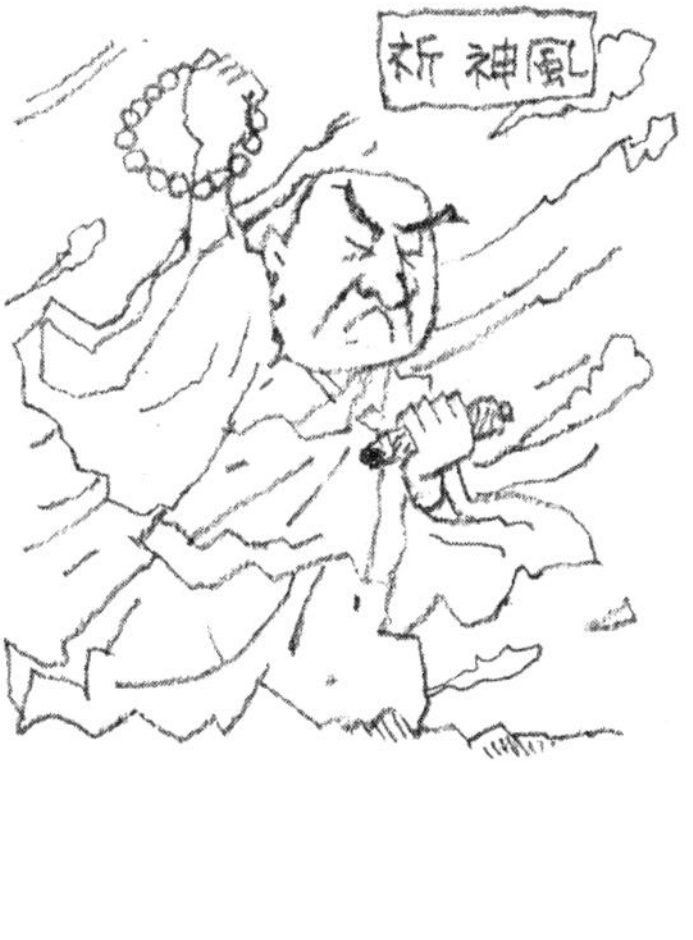

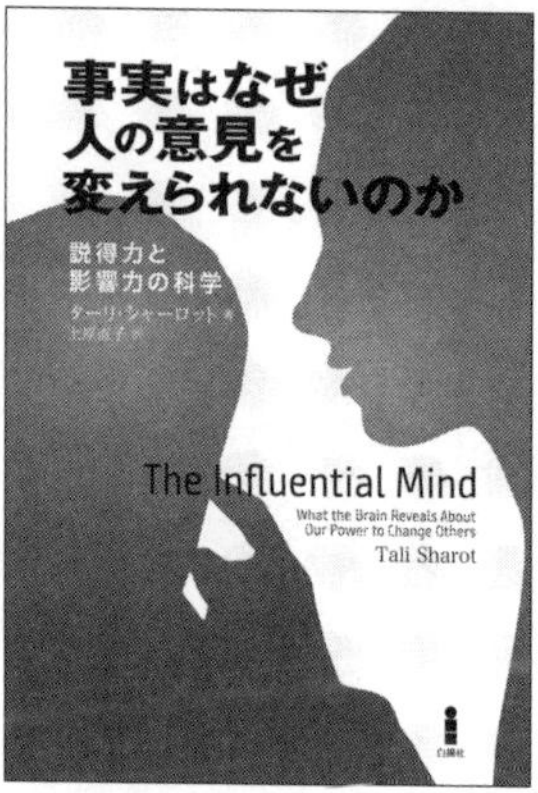

『事実はなぜ人の意見を
変えられないのか』

編集Y：とはいえです。認知心理学とやらによれば、人間は「状況をコントロールしている」ことに最大の喜びを覚えるのだそうです。新型コロナ下でも、「状況をコントロールする方策があり、自分は自分自身をコントロールして、その方策に沿って動いている」という実感を得られるかどうか。その辺が、湯加減のカギになるんじゃないでしょうか……ということを、やっと読み始めた『事実はなぜ人の意見を変えられないのか』（ターリ・シャーロット著、上原直子訳、白揚社）からパクって言ってみたりして。

峰：その本読みました！　事実だけで人の心は動かせない。それは確かにそう思います。

その上で申し上げますと、「状況をコントロールできている」と、皆さんに納得していただくには、まず「この方策にはこれこれの根拠がある」という証拠、エビデンスは必須ですよね。

編集Y：はい、それはその通りです。

科学は具体的な「証拠」をなかなか示せない

峰：ですが、結論から言うと、具体的なもの、マスクひとつ、ディスタンスの距離ひとつにしても、我々科学者はエビデンスを皆さんを満足させるほど明確に示すことができません。

編集Ｙ：えぇー？

峰：理論から出てくる結果を、具体的な社会生活に置き換えていく、という点では、科学って皆さんが思っているほど進んでないところがあるんですよ。いわば、「世の中を記述できない」んです。

編集Ｙ：あ、化学や物理の教科書の説明に出てくる決まり文句の「なお、××は理想的な状態にあるものとする」ってやつですか。実際にリアルな世界、例えば教室でやったら違うかもしれないけど、ごめんね、と。

峰：そうそう。この場合はモデリングということになります。例えば、西浦博先生（現・京都大学教授）が、２０２０年４月の緊急事態宣言のときに「接触を８割減らす」と言っていましたよね。接触を８割減らす、って、具体的にはどういうことか、お分かりになりますか。

編集Y：へ？　8割……あれ、時間なのか、距離なのか、その全部なのか。あれ？

峰：10回買い物していたのを2回にするのが8割なのか。行った先で、10秒話していた人とは2秒だけにするのか。1メートル離れて話していた人については、じゃあ、5メートル離れれば8割減なのか。そういったことって何も説明されてないですよね。

編集Y：そうでしたっけ……？

峰：なぜなら、説明することができないからです。社会を数値化、モデル化してみたら、8割減らせばいいというのは分かったけど、8割というのは現実社会、リアルワールドで「何を8割減らすのか」「どうすれば8割減るのか」は、実は分かってないんです。もちろん私にも分かりません。

編集Y：あれあれ、ソーシャル・ディスタンシング、2メートル以上離れましょう、というのは……あ、飛沫の飛ぶ距離から割り出されたのか。「8割減＝2メートル」じゃないんだ。

峰：マスク1枚でどのぐらいウイルスが外に出るのを防ぐかというのも、距離をとると本当にリスクが下がるのかというのも、今回の新型コロナウイルス騒ぎで初めて検証されて、研究の論文が出たような状況なんです。

編集Y：つまり、科学によるモデリングは、具体的な人の行動まで数値化して落とし込むことまではなかなかできない、ってことですか。

峰：そう。だから「世の中の記述」は簡単にはできないと申し上げました。「居酒屋はダメ」と言ったとしても、明確に科学的根拠はあるのかといったら、状況分析以上のものを持っている人はまだ1人もいません。ジョギングで何メートル離れるというのもそうだし、満員電車がいけない、いい、どっちにしても絶対にこれ、というエビデンスというものはないでしょう。ここに踏み込んで、いかにも絶対的なエビデンスがあるとか、俺は確実に知っている、みたいに言う人はもう、私の中では科学者じゃないです。とても残念なことに、いずれも正確には「分からない」が正解です。

編集Y：しかし、それでも対策は打たねばならないですよね。

正確なモデルが作れない中で生まれた「3密」

峰：その点でひとつ典型的な成功例が、日本が世界に先駆けて打ち出した「3密」の概念です。

編集Y：え、あれって画期的だったんですか？ 手堅いけど地味でぱっとしない対策だなあ、と、聞いたときは思ったんですけど……いやいや、今は意義があると分かってますよ？

峰：「エアロゾル感染」の話を覚えていますか。

編集Y：あ、38ページの。従来の飛沫感染よりもサイズが小さいマイクロ飛沫が、3密の環境だと長時間空気中に漂って、感染者を増やす、という。

峰：そう。飛沫感染というのは、このコロナ禍で研究が進むまでは、くしゃみを浴びるとかそういうイメージだったのが、「いや、小さい飛沫は密閉空間だと意外に長く漂うよ」と。

言葉の定義で論争せずに、実質を掴む

編集Y：あのお話を聞いたときも気になったのですが、これは空気感染とは違うんですか。

峰：飛沫核感染、つまり空気感染はウイルスが空気中にずっと漂うから、「同じ車両に乗ったら一発で感染だよ」みたいな、そんな感じです。

エアロゾル感染はそこまではいかない。だけど、3密の、換気の良くない環境下では長時間空気中に滞留するし、そこに長くいれば感染してしまう。CDCがこの状況を確認したんですが、「Airborne infection」、空気感染、と明確に彼らは書いちゃったんですね。

編集Y：言葉の問題とすれば、空気が媒介するんだから空気感染だ、となっちゃうか…？

峰：いままで考えられていた飛沫核感染＝空気感染の図式を支持し続けるのか、定義を変え

て空気感染の概念を変えたのか、言葉の定義をしていないんですね。このCDCの対応は微妙だったと思います。これまでの定義としてのAirborne、飛沫核感染だったらこんな感染率で収まるはずはない。要は「今までの飛沫感染という言葉が持っていたイメージよりも、空気中に長時間滞留する微粒子によって感染することがあるから、飛沫感染だけれどももうちょっとシビアに捉えなければいけない状況だ」、というのが正しいところだと思います。

で、ですね、これは神学論争になりかねないのです。本当に飛沫核なのか、空気感染なのか、マイクロ飛沫なのか、エアロゾルなのか、どう言うべきなのかがいろいろぐちゃぐちゃになってきた。

編集Y：従来の言葉の定義に当てはまりにくい状況が出てきた。でも、状況そのものは「こんな場所だと感染しやすいみたいだよ」と、言語化できるわけですよね？

峰：そう。なので、言葉の定義や概念などに直接触れずに、感染する状況を推定したうえで、行動に直結できる、「3密を回避しよう」と言い続けてきた日本の専門家会議の大勝利なんですよ。

編集Y：おーっ（笑）。神学論争を回避して、実質を摑んだと。

峰：どう考えてもそうなんです。「3密を防ごう」というのは、いったい何を防いでいたかというと、結局は「密閉空間に長時間滞留する飛沫」を避けていたことになるんですね。だから最近は換気が重要だという視点がさらに加わってきました。

日本の専門家対策会議は、「この感染は飛沫感染か、飛沫核感染の可能性もあるのか」と、言葉の定義で揉めたりせずに、「原理から細かく説明することはせず、3密を避けよう」という作戦を出した。振り返ると非常に正しかったんです。世界中が追随しています。

クラスター対策を通して「感染する状況」が分かった

編集Y：一つ、聞いてもいいですか。何で日本の専門家会議はそれができて、他の国はできなかったんですか。

峰：私見ですけれども、日本ではクラスター追跡をやっているんですよね。一人一人の感染者を追って、何時にどの車両に乗っていたか、どのお店にいたか、その店には何人ぐらいいたか、どういう状況だったか、全部、細かく聞くわけです。それで感染が広がったクラスターの特徴というのが分かったわけです。

「感染したのは居酒屋、屋形船、あれ、でも満員電車はないな」とか、いろいろ見えてくる。感染者がいた場所の特徴を抽出したのが3密であったわけです。これが、検査中心でクラスター対策をやってない欧米との違いになったのではないでしょうか。日本、台湾、韓国はすごくクオリティーの高い仕事をしていますし、研究者だとか医学者とかから言わせれば、ちゃんと「事例を観察する」ということがすべての基本になるわけです。事例の観察を行ったのは、結局クラスター対策というのを行った国だけであったと言っていいと思うんですね。

編集Y：なるほど。3密は世界に広がっている認識なんでしょうか。

峰：WHOも7月くらいから3密に相当する「3Cプラス2（2は時間と声の大きさ）」と言い出したりしていますが、いまだに十分には広がっていません。米国においてはいまだに距離の話とマスクに力点がさかれていて、ドイツでは「AHA」と言って、人との距離を取ることと手洗い、集団を避ける、と。それでも3密というシチュエーションが危ないということが、日本人には常識になりましたけど、ほかの国はまだ認識が十分ではないように見えますね。

編集Y：正解は分からない、だけど、実態として感染者が増えるシチュエーションが見えた。ならそれを避けるようにしよう。そうしたら、実際にそこで感染するメカニズムがあった。実例から来る相場観が真相を捉えていたわけですね。

峰：我々は正解が分からない中で対策を打たざるを得ない。じゃ、どうするか。あくまでも相場観でやるしかないということを私はずっと言っていまして、その湯加減はどうすれば分かるかといえば、やってみた結果を見る、すなわちフィードバックで「熱過ぎるか、温過ぎるか」を判断するしかないわけです。

「熱いぞ」「温いぞ」と入りながら調整するしかない

編集Y：もうちょい具体的に言いたいですね。そのフィードバックって、実際にはどういうことになるんでしょうか。

峰：例えば、今週はみんなの外出程度はこのくらいである、そうしたら感染者が何人ぐらい出て、再生産数、Rの値はどのぐらいになって、流行状況はこのぐらいになりましたと、インジケーターをいろいろ見せる。

それをもって、国民みんながフィードバックを受ける。「ああ、しまった、先週みたいに盛り上がっちゃうとやっぱりだめなんだね」とか、「先週ぐらいの活動度合いであれば、なるほど、大丈夫そうだな」ということが、まず「マクロ」に共有される。そこからだんだん局所的解析を発表していただくことで、シチュエーションごとに、「ミクロ」にフィードバックをかける。そういったものが分かってきて、初めて経験論として、「ああいうことをやると、感染が拡大するらしいよ」ということが分かってくるのでしょう。

編集Y：なるほど。緊急事態宣言で沈静化し、解除で感染者数が拡大して、ＧｏＴｏまでやってみたら……。と、打つ手、打つ手ごとに「このくらいは大丈夫」「これはやっちゃった」を判断して、アクセルを踏んだりブレーキをかけたりする。

峰：そういう肌感覚が出てくるくらいにデータが集まってきたら、そこで初めて科学者はモデリングができるんですよ。なるほど、このぐらいのものだと広がる、広がらない、とモデルを立てて、じゃあ、その原因は何だろう、科学的に解析してみよう、という「研究」の段階に入れる。

編集Y：そこまでいったら、もしかしたら「居酒屋はこういう席の並べ方で、空調はこうして、こんな接客で、混み具合の上限は」とか、具体的なやり方までエビデンスを持ってアドバイスできるかもしれない。「旅行の時はこうすると感染しにくい」とか。なるほど。

峰：今の段階で「科学」に、先に対策の効果を予測しろというのは、原理的に無理です。リアルワールドを単純な系に落とし込んで、科学者にものを言わせようとするのは間違っている。ものすごく単純化した系でリアルワールドを解説する人もいますが、そういう話を聞かされても「それってあなたの感想ですよね」としか言いようがありません。

編集Y：適切な湯加減を探るためには、実際にお風呂に入りながら、沸かしたり、水を入れたりをこまめに繰り返すしかないと。

峰：そのためにはさっきの本に学ぶところ大ですが、広報戦略と、やはり政治力なんですよね。科学者ができることは、分かったことは分かったと伝える。出すべき数値は出す。モニターするものはモニターする。そういったことを繰り返すしかないと思っていて、それを超える発言は、やはり科学者としては領空侵犯、越権行為だと思っています。

ある程度の集団感染、クラスターは「是」とする

編集Y：基本的な考え方はよく分かりました。では、峰先生言うところの「領空侵犯」にならない範囲で、具体的に緩めるとしたら、どのくらいまでが想定できるでしょう。例えばエンタメ系については。

峰：エンターテインメントに関しては困難な時期ですよね。米国のリオープニング戦略でも4段階のうちの4番目、最後なんです。だから対策上は優先度が低いようになっているんですが、社会には間違いなく必要とされるものですし、やっぱり何とかして開けないといけな

いと思っているんですけど、そういうときの戦略は「リスクをどこまで取るか」しか、もうないと思います。

編集Y：湯加減を探る中には、「あえてリスクを取る」という考え方もあり、なんですね。

峰：そうです。簡単に言えば、ある程度の感染者や集団感染、クラスターが生じることはもう「是」とする。

編集Y：おおっ。なんだか目が覚めました。

峰：驚かれるかもしれませんが、すでにインフルエンザに関して、我々はそういう姿勢を取り続けているわけですよ。死亡率、重症化率はずっと低いですけれども、そういうものがある中でも別に映画も、音楽も、演劇もやっているわけです。だから、フィードバックを前提として、病気に対する認識をちょっと変える。

編集Y：認識をどう変えますか。

峰：つまり、感染爆発が起こっていない状態においては、どこかでぽこっ、ぽこっと感染者が出ることに対しては、「潔癖」になり過ぎずに、許容する。それによって、エンターテインメントも含めて、我々の社会生活に不可欠な業界すべてを回す。ただし、いったん感染が爆発しそうになったら、それは素早く抑える。許容と瞬断、そのどちらもが、絶対に必要な状況になると思うんですね。
編集Ｙ：……。自分で言うのもなんですが、そんなことが我々にできるのでしょうか。
峰：一度には無理です。ですが、切り口はある。みんなが納得して変われそうなところから常識を変えていく。例えば密集を避けるために、仕事のやり方が変わり始めましたよね。そして、体調が悪ければ出社するな、ということも新たな常識になりつつある。
編集Ｙ：そうですね。
峰：これからは、体調不良な人は外に出ないのは当然として、何か異常があったら隠さず素早く報告できる社会を目指す。
　簡単に報告できるシステムもそうですけど、必要なのは感染した人が差別・攻撃を受けないような、そういった空気感ですね。「本人じゃなくて、病気が悪いわけですから」ということをみんなが理解して、報告も休養も取りやすくする。
編集Ｙ：「マスクしてないぞ！」とかの過度の同調圧力、自粛警察は、感染の疑いのある人を潜伏させる悪影響を生みますね。

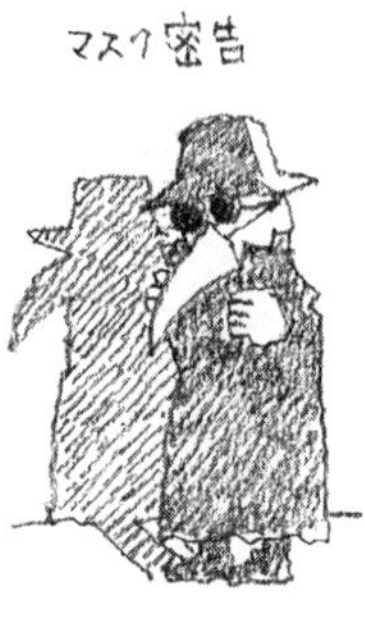

峰：密閉、密集、密接、プラス「密告」で、4密になっちゃったりして。

編集Y：……笑えないです。でも上手い！

しゃべらなければリスクは下がる

峰：共有部分は、接触感染に気をつけてほしいですけど、今のところはそれによる感染は多くは起きていません。満員電車ももちろん推奨はしませんけれど、実は感染者の話は出てないです。

こういったことから、どうやら「多少密集した場所でも、換気がされていて、しゃべらなければ大丈夫」ではないのか、というひとつの相場観、湯加減が見えてくるわけです。

編集Y：なるほど、確かに、事例の積み重ねから「これなら大丈夫」というところがじんわり見えてくるんですね。

峰：おっしゃる通りです。できることをやってみて、こういうことがあると感染が起こるということを理解する。そして、例外事項というのはいくらでもあるので、感染者がいれば拡大することはあり得ます。なので、そこはある程度、許容する社会を目指す。

編集Y：よく分かりました。言うは易く、だとは思いますが。

GoToキャンペーンでぬるくしすぎた？

峰：結局、一番大事なことは流行状況なんです。感染している人がいる場所に行けば当然、感染者は増えるわけです。人がいる場所に行かなければ増えない。米国ではもうクラスターが発生してしまった後で、若い人を街に解放してしまったら大問題になった。一方、今の日本は、大爆発するとは思えないぐらいの落ち着いた流行状況が続いてきました。しかし、秋になって気温が下がり、人々が屋内にいる時間が増え、やっぱり気が緩んで飲み会などが行われるようになったことで、第3波の拡大が始まっています（2020年11月中旬現在）。

やっぱり、感染症の対策はその社会の状況に大きく依存するんですよ。

編集Y：世界のどこでも通用する対策もあれば、文化や、なにより流行の度合いによって、打つべき手が変わってくることもある。

峰：今回、油断できないのは、医療リソースを大量に消費してしまう重症度の方がそれなりに出てしまう病気であるというところです。けれども、医療状況にちょっと余裕が出てきて、なおかつ皆さんの認識が「死亡率はそれほど高くないし、日本では、死なせないことができるんだよ」となって、自信につながってきました。大きな犠牲を払いましたが、この

「自信」というフィードバックも非常に重要です。「コントロールができる」という実感を持ちつつ、対策の湯加減、相場観というのを形成していけば、業界ごとにガイドラインも作られていますし、再開できるもののほうが多い、と私は思っています。

編集Y：まとめますと、完全シャットアウトは事実上無理ですから、そこは諦めて、制御された状況下での感染は許容する。感染者ゼロを目指そうとすると、みんなが過剰に自粛して、情報を出さなくなってフィードバックそのものが働かない。そういうことですね。

例えば、「ＧｏＴｏキャンペーン」については、先生はどんな印象ですか。猛烈に対策を〝ぬるく〟しちゃった、ようにも思えますが。

峰：ＧｏＴｏは、もっと恐る恐るやってみるべきだったとは思います。感染拡大を止めるという見方からはもちろん「やらなくていいなら、やらないほうがいい」。だけど、飲食・交通・観光業界が大きなダメージを受けていることも事実で、リスクは承知で風呂桶に水を入れた。そこは、さっきも言いましたが、問題ではない。

大事なのはフィードバックがちゃんと行われることです。感染者が看過できない増加を示したら、やりすぎました、と、また熱くすればいい。個人的には「ぬるくしすぎた」と見ていますので、特に飲食店の３密、換気対策を強化したほうがいいと思いますが。

しかし、それも必要な過程です。なんでぬるくしたんだ、と誰かを責める必要はない。ぬるくしたり熱くしたりして、そのフィードバックで、「このぐらいの生活をすればいい」ということがだんだん分かってくるわけです。実はですね……。

編集Y：はい。

峰：この「このだんだん分かってくる」というところに最大のポイントがあるんですよ。結局、この問題は「やってみないと分からない。だから、慎重にいろいろ試そう」しか解き方がないのです。

だけど、「今すぐ答えがほしい」と言われて、言っちゃう人がいるじゃないですか。そういう人が一番危ない（笑）。そこに特効薬を出してくる人はもっと危ない。アビガン、BCG、日本人の遺伝子、自然感染で集団免疫、大量の検査……と、何か極端なことを言う人はいるわけです。別に悪意からではなくて、その人たちは不安でたまらなくなって、神風が吹く、と信じたくなる。でも、そういう、ある意味気楽な正解って、リアルな世界にはなかなかないんですよね。

編集Y：「神風は吹かない」と割り切るのは辛いんですが、吹くと信じるとどうなるかは歴史が証明しているから、やむを得ない。

じわじわ調整するのは我々の得意技

編集Y：お聞きしていて、この湯加減、相場観、白か黒かを決めず、現場の状況に応じて、じわじわ曖昧にやっていく、というのは、実は私たち日本人の得意技じゃないの、と思ったんですが。

峰：そうです（笑）。欧米の人が好きな「白か黒か」的な、「これが正しい理論だ」と決めて、命令で服従させていくのは、今回の対策上はけっこう危なくて、「どこまでも石橋をたたくように慎重に、かつ柔軟に」というのが、非常に重要なことでしょうね。

申し上げたように、「何が危なくて何が安全か」というのも、科学者がエビデンスを以て語れる範囲ってとても狭いんですよ。分かっていることははっきり発信、分からないことはもう「分からない」にして、今後、一生懸命探す。そして、みんなが当事者としてうにゃうにゃいろいろ試す、そういうことをしていかなきゃいけませんよね。

編集Y：うにゃうにゃ試す（笑）。

峰：そうなると、持続的にストレスが加わる社会になりますので、というか、もうなっているんですけどね。そのストレスをうまくコントロールできる社会にしないといけない。エンタメの開放などもそのひとつの方策ですね。流行が始まってから「自分は感染しているかも」「うつしてしまったかも」と、メンタルに来ている人はものすごく多くて。社会もそうですが個人も、とにかく極端な方向に走らないように心がけないと。

編集Y：過剰な同調圧力で、3密が4密にならないようにしないと、ですね。

峰：その点、米国の人は振り切りますよ。自分はもう我慢できない。できないならやめちゃえ！と。私のご近所では、ロックダウン中もパーティやってましたからね（笑）。

編集Y：えええ。

「体調が悪かったら休む」が根付けば完璧だ?!

峰：そして、同調圧力と一緒に、日本人が今まで続けてきた悪癖、無理しても仕事をする、皆勤賞が大事だと思っている、これはこの新型コロナを機になくしたほうがいいと思います。体調が悪い人には休んでいただく。それは自分のためでもあり、みんなのためでもあるということを分かってもらう。

「体調不良のときは休む」という文化が根づけば、日本人と日本社会はあらゆる意味で、感染症に強い集団になると思いますよ。もともとの衛生意識が高いですから。そこは自信を持ってかまわないでしょう。意外に思われるかもしれませんが、「我々日本人は、感染抑制に関して言えば、とてもうまくやっている」。まずはそれを自覚し、誇りに、支えにすべきではないか、と思います。

編集Y：えっ、なぜそこまで言えるのでしょう。

峰：簡単です。ロックダウンも無駄な検査拡大もせずに、ワクチンも治療薬もない状態で、大きな流行を乗り越えてきたからです。

経済的には大きな犠牲を払い、医療関係者を中心に戦線を支えるために倒れた方も出ましたし、もちろん、亡くなった方も少なからずいらっしゃる。雇用などの対策もまだまだでしょうし、問題点は多々残っています。しかし、日本社会はウイルス対策の「湯加減」を、犠牲を払いつつ体得しつつあり、新型コロナは制御できる感染症だ、という事実を明らかにしました。それ自体が、未来への希望と言っていいと思います。

編集Y：現状をそういうふうに、前向きに考えたことがなかったです……。

峰：新型コロナは確かに手強いけれど、無敵じゃないし、我々も無力ではない。まして、新型のワクチンがこれから登場する。ただ、過大な期待は失望を生みかねないので、先にお話ししたようなこのワクチンのリスク（98ページ）を知って、心構えをして、接触回避をキープしながら、より安全なワクチンの接種を待つ。「とにかく、安全性が高いワクチンが打てるようになるまでうまくつなぐ」ことだと思います。

経済もまた、ワクチン戦略への社会認識をどう作っていくかにかかってくるでしょう。「リスクはある。けれど、これで高齢者や医療関係者の感染を防げる。医療関係に致命的なダメージが出ないように抑え込めるめどが立った」という認識が普及してくると、社会の意識がぐるっと変わると思います。実際の流行がすぐには収まらなかったとしても、経済政策も全然変わるでしょう。ワクチンはすごく大きな力を持ってくると思いますね。

この章の
知らないと不都合な真実

- 特効薬、ワクチンができれば、風邪と同じ、怖くない……はみな「神風願望」
- ある程度の感染拡大は「あり」と受け止める姿勢が大事
- 淡々と対策強化・緩和を試し、フィードバックを繰り返すのが最も有効
- 神風を期待せず、ストレスをうまくかわし、安全なワクチンを待つ

第 6 章

やっぱり知りたい、
PCR検査

もし「鉄道並みの質と量のマニア」が感染症にもいたら

編集Y：新型コロナとワクチン、ヒトの免疫のお話を伺ってきたのですが、改めて感じるのは「専門家と一般の人では、同じ言葉でも使っている意味が違う」ということです。

峰：ワクチンや薬の「効く」「効かない」とかですか。

編集Y：はい。「効く」といったら100％効いて、症状は消えるし感染もしない。普通は、というか、医療に携わったことがなければそう思うんじゃないかと。……先生、不思議そうですね。趣味、ホビーの世界で考えると分かりやすいんじゃないでしょうか。

峰：趣味ですか？

編集Y：先生はバイオリンを弾かれるんでしたっけ。だったら、ヴィオラを「バイオリン」と言われたら、ちょっとぎょっとしますよね。でも私には区別が付きません。

峰：あ、そういうことですか。なるほど。クルマや鉄道マニアの方も同じようなことを感じているんでしょうね。

編集Y：（真顔になって）鉄道マニアの人は怖いですよ。本当に。人数が多いし知識が深いし情報が早いし細かいし。私はごくごくライトな鉄オタですが、間違えたらすぐバレるので、こと鉄道関連について書く時は絶対知ったかぶりはしないようにしてます。

峰：それ、なんだかうらやましい。そのくらいの緊張感が、新型コロナ関連の報道にもあればいいのに……。

編集Y：まさにそういうことです。世の中に免疫オタク、ウイルスマニアな人たちがたくさんいて、正しい知識を掘り下げて共有していれば、生半可なニュースは怖くて出せないと思います。ちなみに先生、知識って増えれば増えるほど、世の中がグラデーション豊かに、カラフルに見えると思いませんか？

峰：木の名前や花の種類を知っていれば、街を歩いていてもいろいろなものが目について、楽しみが増える、みたいな？

編集Y：そうですそうです。私たちには「木」でも、知識のある人には、木の名前、付ける花や実、寄ってくる鳥や虫、葉の形の特徴、などなどがすっと頭に浮かんで、隣の木とも見分けが付いて、こちらは広葉樹の○○、こちらは同じ広葉樹だけど××、と、細かな、でも重要な差異が分かる。

峰：ああ、なるほど。そういう人は「杉も檜《ひのき》も銀杏も同じ、つまり全部木だ」みたいな乱暴なことは言わないでしょうね。

専門家と一般のズレが一番目立ったのがPCR検査

編集Y：そうそう。あるいは、空の雲を見るだけで、天気の予想が付く人もいるのでしょう。なにかのオタク、マニア、そして専門家は、細かな差異とその意味がちゃんと見える世界に生きている。でも、外から見ると「全部同じ」に見えて、一般論で考えてしまう。雲が出たら雨が降るんだろ、みたいな。

専門外のことを考えるときに、まず意識しておくべきポイントはそこのような気がします。「自分が見ている世界と、マニアの目から見た世界は違う」と。

峰：免疫オタクのウイルスマニアが見ている世界へようこそ（笑）。

編集Y：で、そういう、マニアの世界があることを理解していない人といいますか、「自分たちの常識は世の中すべてにわたって通用する」と思っている人たちと、マニア、いや、専門家の間のズレが一番目立ったのが、新型コロナ関連の議論、なかでも「PCR検査」だったのではないでしょうか。

峰：そういう捉え方もできますね。確かにここは、医療関係者を含めてさえ間違ったことを言ってしまう例が後を絶たない、一番誤解が広がってしまったところでした。ちょっと丁寧に振り返る意義があるかもしれません。

編集Y：ではまず、そもそもPCR検査とは何なのか、から行きましょう。

峰：PCR検査は何をやっているか。まずは鼻から綿棒を入れて、喉の奥を触るんです。咽頭のぬぐい液というのを採取します。唾液からもできるようになりましたけどね。で、採取してきた液体からRNAというウイルスの設計図の書き込まれた核酸だけを抽出します。

編集Y：19ページの、人間の細胞の中で自分（ウイルス）を増やすための設計図ですね。

峰：RNAは不安定なこともあり、これを一度、DNAに変換します。そして特異的なDNAの部分だけを増幅する。PCR（Polymerase Chain Reaction：ポリメラーゼ連鎖反応）とは、この増幅反応のことです。増幅して、特異的なDNAが存在したことが確認されると、この人の体内にウイルスがいたと判定できる。

と、これだけでも大変ですが、ちゃんと検体が取れていることから始まって、その検体の保管・運搬時の状況や使用する薬剤の管理、増幅の手順とか、いろいろあるわけです。

これだけステップ数がある上に、この増幅反応はかなり特異的なも

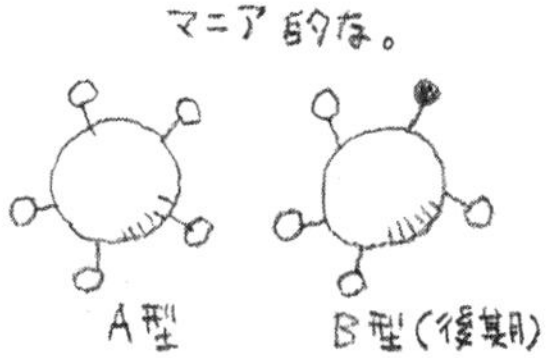

のなので、検査で陽性と言われれば、まず「感染している」と言い切っていいことが多いのですね。

ＰＣＲの感度は7割程度

編集Ｙ：ああなるほど。つまり、「陽性と判断されるほうが大変な検査」ってことですね。陽性と判断しそこねる要因が山ほどあるから、それらを経て「陽性」と判断すれば、もう間違いないだろうと。

峰：そう。逆に、ステップ数が多いだけに、そもそもちゃんと検体を採取できていないとか、途中でもともと不安定なＲＮＡが分解してしまったとかで、あるものを「ない」、つまり感染しているのに陰性と判断する可能性も高い。「感度」、すなわち、陽性の人を陽性だと正しく判定できる割合は決して高くないんです。だいたい70％ぐらいと言われています。こういう、実際には感染している・ウイルスがいる（陽性である）のに陰性と判断された人を「偽陰性」といいます。

編集Ｙ：本当は陽性の人が１００人いたとして、検査では30人は「大丈夫」だと思われてしまうって、これは素人目にも大変なことじゃないですか。そんな検査にどんな使い道が……

あっ、そうか。「陽性か陰性か見分ける」には向かないけれど、「陽性と疑わしい人を確定する」には向いているんだ！

峰：はい、ですので、ＰＣＲ検査は日本においても、世界各国においても、医師が検査を必要と判断した人、すなわち感染している確率が高いと思われる症例に対して行うのが望ましい。これを専門用語で「検査前確率が高い」と言って、ベイズ統計につながる考え方なんですけど、もともと疑わしきに当たることで、力を発揮できるタイプの検査なんですね。

編集Ｙ：仮に東京都民１０００万人（※実際には推計１３９７万人です）が全員検査を受けたとしますよね。現在のＰＣＲ検査での陽性率が５％（７日間移動平均）ですから、仮にこれをそのまま当てはめて、50万人いたとしましょう（これはあくまで計算上の仮定です、ご注意ください）。……で、全員検査を受けても、このうちの3割が偽陰性になるわけですか。15万人の陽性の人が、自分の感染に気づけず、診療・隔離もされないことになりますね。

峰：はい。「検査数を増やせ」と主張する人でも、ここを把握していないことがあります。検査前確率に触れず、「とにかく数を」と言いますけれども。

編集Ｙ：やればやるほど偽陰性の人が大量に出てくるということで。

峰：それだけではありません。ＰＣＲ検査は「特異度」が99％以上と高いのですが、分母が大きくなれば、「偽陽性」の人も大量に現れるわけです。

編集Ｙ：あ、また専門用語が。

検査数を増やすほど、医療リソースが無駄になる

峰：「特異度」というのは「陰性の人が正しく陰性だと判断される割合」です。１００人陰性の人がいたら、そのうち99人は「陰性だ」という結果が出る検査、ということです。

編集Ｙ：１０００万人の１％は10万人、仮に50万人の感染者がいるとして、全員にＰＣＲ検査をすると、正しく陽性と判断される人が35万人、間違って陽性と判断される人が10万人、陽性なのに陰性だと判断される人が15万人。うーむ。

峰：その仮定だと、実際の感染者数をすごく大きく取っていますから分かりにくいですね。例えば実際の感染者が1万人だったとすると、問題はさらに深刻になりますよ。

編集Ｙ：え、感染者が少ないほうが問題は深刻になる、なぜですか？

峰：考えてみてください。実際の感染者数が少なくても、検査を受ける分母の数は変わらないんですから……。

編集Y：あっ、今度は偽陽性の人、本当は感染していないのに「大変だ！」となる人の数が跳ね上がるのか。

峰：そうです。感染者は1万人しかいないのに、間違って陽性だと判断される人が10万人出てしまうことになります。感染者1万人のうち検査で陽性と判断されるのは7000人。つまり、検査で「陽性だ」と言われた人の中で、本当に治療が必要な陽性の人は、たったの6・5％しかいないことになります。

編集Y：……そして10万人の、本当は陰性の人たちが意味なく2週間入院・隔離になってしまう。まさに医療リソースの乱費だ。直感的に理解しにくいけれど、実際に陽性の人が少ないほど、そして、検査する人数が多いほど、空振りが多くなるわけですね。

峰：おまけにこの場合も、偽陰性の人は3000人発生してしまうわけです。

「不安だから検査したい、誰にも迷惑をかけたくない」という気持ちはよーく分かりますが、自己申告検査は、偽陰性・偽陽性ということを考えると有害にもなり得るということが、だいぶ知られてきたかなと思っています。

編集Y：なるほど……不安だからと検査に行っても、繰り返しになりますが「陽性の確定」には使えても「陰性であるという証明」にはなりにくいんだから、そもそも意味がないですね。え、ということは、「陰性の証明をしないと出社させない」とか「入国させない」とかいうのは、理屈としては破綻しているわけですか。

峰：そうです。そして仮に、100％の感度、100％の特異度の検査がもしあったとしても、検査を終えた次の瞬間から飛沫・接触感染する確率はゼロじゃないですから、本当に意味がないんですすよね。そもそもPCR検査数って、どこの国が多いかご存じですか。

編集Y：えっ。中国？

峰：いや、絶対数で言ったらイタリア、英国、米国が多いんですよ。

編集Y：感染者数も死者も多いですよね。「たくさん検査をしているから、感染者が見つかる数も多い」ということですか？

「有効打がどれくらい出るか」が大事

峰：いやいや、申し上げたいのは、「PCR検査は絶対数で考えてもあんまり意味がない」ということです。1人の死亡者当たりのPCR検査数だとか、1人の感染者当たりのPCR検査数、という考え方が重要になるんです。その国の流行の状況に比べて、検査数がどうかを考えないといけないんですよね。今回は人口当たりで、よく100万人当たりのPCR検査数というのが出ているんですけど、これには流行状況が加味されてないわけですよ。

編集Y：えーと……流行状況。新型コロナがはやっているか、いないか。

峰：例えば1日に400人以上亡くなる米国と、1日に7人ぐらいの日本で、PCR検査の数が違ってもあまり意味はないのです。

編集Y：やればやるほど、偽陽性も偽陰性も出てくるんだから、流行状況が穏やかなときにガンガンやっても、医療機関に負荷をかけるわ、偽陰性の人が安心しちゃうわ、いいことがない。

峰：一方で、感染者数や死亡者数で割った値というのはけっこう、インジケーターになるんですよね。

編集Y：あ、つまり「有効打が出る検査をやっているか」を考えろ、と。そもそもPCR検査は、偽陰性の問題があるわけだから、検査をやって、陽性の人がたくさん見つかるかどうかの「打率」を見ろ、というわけですね。

峰：日本は打率が高くて、それでも陽性率は低いんです。まあ、10％いかないぐらいなんですね。ということは、十分拾い上げができていると思っていい。

編集Y：そう言える根拠はなんでしょうか。

打率を上げるには、検査前に怪しい人を選り出しておく

峰：医師が判断したり行政が見つけた人に検査を適用する、という形で検査前確率を上げている上に、先ほど申し上げたように（162ページ）、韓国、日本ではコンタクトトレーシング（追跡調査）といって、接触者調査をめちゃめちゃ細かくやっているんです。これはニュージーランド、オーストラリアも同様です。

ところが、英国、米国はコンタクトトレーシング、クラスター対策というのはまぁほぼ一切やっていませんでした。というか、できなかったんですね。どこでクラスターが発生しているかも、彼らはまったく認識できていない状態で戦っていた。

だから、戦術でいったらもう、艦隊から偵察機を360度全方向にいっぱい飛ばして、とにかくどこに相手の艦隊がいるのか探せということで、乱れ打ちPCRをやっているみたいなもので、効率が悪過ぎるんです。

編集Y：全方位多段索敵。人員と飛行機と燃料がいくらあっても足りないし、増やしすぎると誤報や未帰還機も多くなる。それ、ミリタリー好きには「やっちゃダメ」だと分かり過ぎる例えです。

峰：だから、まずはＰＣＲの当て方の質が違う。患者数、死亡者数当たりのＰＣＲ数が違う。さらに実は日本にはもう1つのアドバンテージがあるんです。それは、国民1人当たりのＣＴスキャンの普及率が非常に高いことです（100万人当たり107台、ＯＥＣＤ平均で25台）。

編集Ｙ：はあ、そういえば近所のお医者さんで使ってもらったかも。こういうのは国際的には珍しいんですか。

峰：日本以外では、町の医院のレベルでＣＴを持っている国なんてそうそうないわけです。そして、ＣＯＶＩＤ－19って結構典型的な肺炎像が出ることが多いんですよね。なので、ちょっとでも疑わしいと思ったら、肺炎だと診断をしてしまって、その上でＰＣＲをやるので、当たりの率が高いんです。かつ、ＰＣＲが陰性でも、肺炎がある時点で治療の必要はあるので、入院させちゃう。

編集Ｙ：疑いのある患者さんをひっかけて、すぐ隔離できる。

峰：はい、疑い症例として、病院で隔離しちゃう、そういう症例もそれなりにあると聞いています。日本の場合はＣＴスキャンで感染の可能性がある人を早く拾い上げている。検査体制は、単なる検査数ではなく、感染者の拾い上げで見るべきで、その意味では世界で最も精緻であると言ってもいいくらいです。

初期のキャパ不足は大問題だったが

編集Y：報道されている話とは、ずいぶん印象が違いますね。

峰：そうなんです。欧米各国に比べて日本の検査が「緩い」ということはまったくなくて。一方で、確かに、PCR検査自体のキャパを早期に拡大できなかったというのは日本の悪いところなんです。仮にそういう状態のままで、もっと大きい流行のウェーブが来たら最悪だったんです。

しかしこれまでのところは、流行状況がひどくなかったという幸運も寄与して、おかげで日本では検査については、結果としては適正水準で行われていたと言ってもいいんじゃないの、と評価できるぐらいなんですね。

付け足しておきますと、韓国が対応できたことには理由があるんです。韓国はSARS（これは少数ですが）もMERSも流行したので、そのときに法律を改正したりしているんですね。いざというときは国に「いついつどこそこの店に立ち寄った」というレベルで、細かい個人情報を提供してでも、接触者調査ができる時限法というか、特別法なんですけど。

そのときにつくったＰＣＲ検査網と、それを支えるベンチャー企業が日本の１００倍以上はあるわけです。なので、キャパシティはもともと大きいんです。

だからそこは、日本は韓国に見習うところはあると思うんですね。今後の流行を考えても、この新型コロナに限らず、ほかの病気が入ってきたことを考えても。

編集Ｙ：ＰＣＲ検査がそういう状況ならば、抗体検査、抗原検査はいかがでしょう。

峰：ウイルスに感染すると、体がそれに対抗する抗体という分子を作る、というお話はしましたよね（１２４ページ）。抗体が反応するウイルスのタンパク質を「抗原」と呼び、抗原検査はこれの検出を行います。ですので、考え方としてはＰＣＲ検査と同じですね。ＰＣＲ検査よりも迅速で特異度もそこそこ高いのですが、感度は落ちます。

編集Ｙ：感度が落ちる。ということは、偽陰性（陽性の見逃し）が大量に出てしまう。半面、陽性の確定にはある程度使えると。では、使い方としてはＰＣＲ検査と同じになるわけですか。

峰：おっ、分かってきましたね（笑）。そして抗体検査は、体の中に抗体の分子があるかどうかを探すということなんですね。つまり、過去から現在までに感染したかどうかをある程度見られるという検査です。

しかし、抗体の応答、実際にどういう抗体ができるか、どのぐらいの期間維持されるか、実際に抗体ができた、イコール、二度とかからないという免疫になっているのかなどについてはまだ不明なことが多くて、研究が必要な状況です。

編集Y：ウイルス本体を見つけるのではなく、体の反応から調べるから、手間というか、推論と検証が必要なんですね。

抗体検査は玉石混淆

峰：抗体・抗原検査のスタンダードな方法としては「ＥＬＩＳＡ（Enzyme-Linked Immuno Sorbent Assay、エライザ）法」というやり方があって、これは研究室などでやるんですけれども、実際にどうやって行うか、どこのキットが一番いいかというゴールドスタンダードがまだできているとは言えない状況なんですよね。ですので質はばらばらです。ましてや、スピードを優先した簡易抗体検査に至っては拙速に開発されたものが多くて、品質も不安定なものが多かったのです。

これは大問題になっていまして、米国では数十種類以上の抗体検査のキットが緊急で承認されたのですけれども、生き残ったのはわずかで、そこからさらにふるい落としが始まって、結局、残るのは数種類ぐらいになってしまうのではないかというような状況です。

そして、ＰＣＲと一緒で偽陽性、偽陰性、それから、判定が難しいという問題はどこまでもつきまとってきます。なので、現時点で抗体検査を広く疫学調査目的として行っても、精度を確認しないと、正確な状況の把握はできないだろうというのが、我々の間では一般的な考え方です。

編集Ｙ：信頼に足る検査手法じゃないと、やっても仕方ないということでしょうか。

峰：はい、検査方法がまず確立されて、普及されるまでは行わない。そこが大事です。

編集Ｙ：うーん。専門家の方からは、もしかしたらナンセンスに思えるかもしれませんけれど、早期・大量の検査を主張する方々からは「拙速でもいい、とにかく何か手を打ちたいんだ」という、ある意味前向きな気持ちを感じて、これまた、個人的にとても共感できるんですけれど。

峰：その気持ちは私ももちろん分かります。でも、不十分な検証で、実態と異なるおかしな数値が出てしまえば、たとえ「これは実験的な調査」とかの断り書きを入れても、それだけで、国や世界の政策が大きくねじ曲がる可能性がある。狂った物差しを使うことを認めれば、間違ったことを言ってしまう可能性がある。まして、医療機関や政府がそれに沿って動いたらどうなるか。医療関係者はそこを恐れているのです。

「高齢者だけ厳密に」はなぜ非現実的か

編集Y：ちょっと脇道ですが、「高齢者などのハイリスク層に絞って、そこだけ厳重に監視すればいいのでは」という意見があります。日本は介護施設などのレベルが高いおかげか、高齢者層の死者も諸外国より少なめだそうですし、これはアリじゃないのか、と。

峰：はい、まず、感染後に重症化するのはどういったケースかということなんですけれども、重症化するかしないかの要因は大分よくわかってきました。高齢者、持病のある方など、この図に示すような感じですね。ただし、個々人の人という意味では、事前に誰が重症化するかは、はっきり言って予測できません。

編集Y：えっ、高齢者、既往症がある人が重症化するのは、かなり早い時期から言われている「常識」だと思っていました。なぜこういう認識が広がったのでしょう。

峰：重症化した人を見てみると、高齢であるほど重症化率が高いのは事実です。でも、「高齢者は全員重症化する」ということではまったくないし、若年層は全員重症化しないわけでもない。

新型コロナの感染症（COVID-19）による死亡・重症化リスク

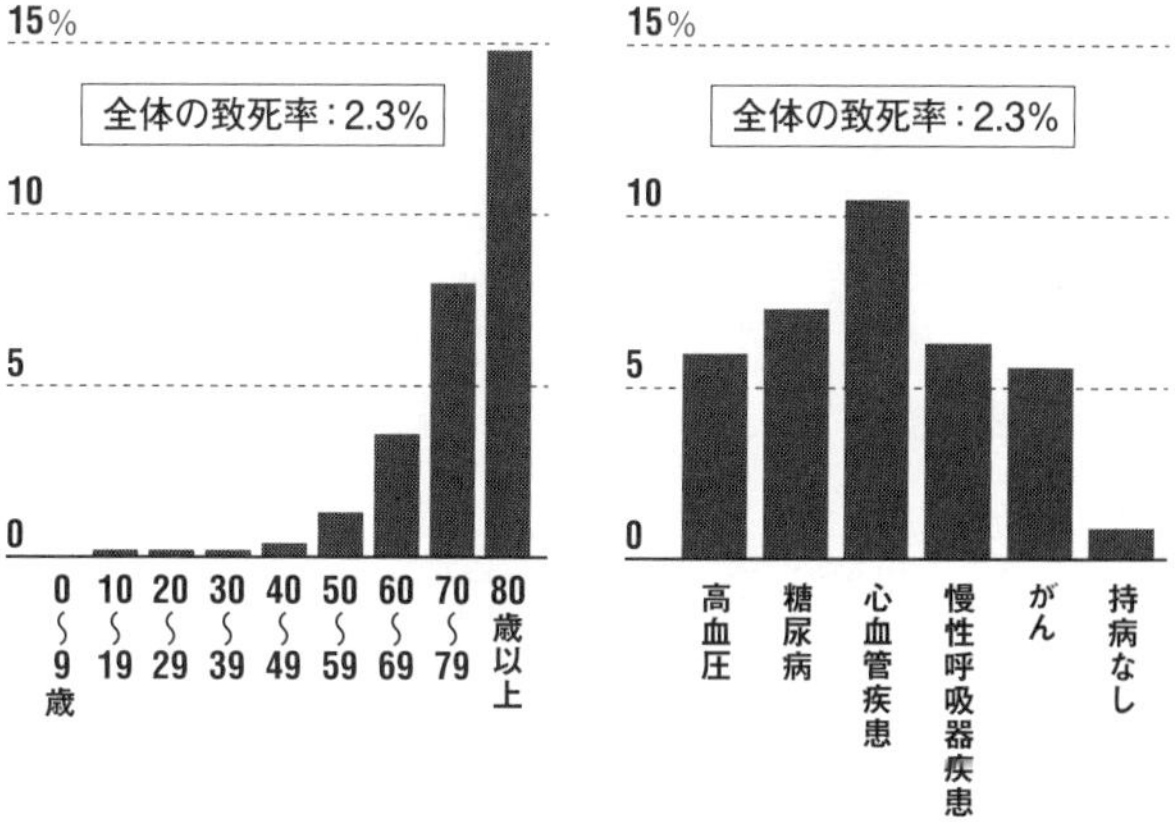

出所：JAMA, 2020 Feb.24 doic 10.1001/jama.2020.2648

編集Y：これもまた、言葉の使い方というか、リスクの捉え方が、専門家と一般人は違うから生まれた誤解なのか……。

峰：明確に「ハイリスク者とは誰か」というのは事前に正確には、一切指摘できないんですね。若年者でも重症化する人はしていますし、高齢者の中でも重症にならない人はいます。なので、年齢だけでは切れないんです。ハイリスク要因とされる要因を持っている人がみな重症化するかというと、そうでもない。

編集Y：なんというのか、差はある、けれど「大きく扱いを変える」根拠になるほどではない、ということですか。

峰：逆に「そうはいっても若い人は重症化

しないんだろう？　外にどんどん出していいよ」という政策を野放図に取れるかというと、実はそうではない可能性があるということなんですね。実際、これを喜々として言っていたニューヨーク市では若者が次々と死んでいます。この中には医療従事者なども多い。判断を間違えれば、大きなリスクになってしまいます。

繰り返しになりますが、リソースをハイリスク者に振り向け、そうでない部分は自粛を緩めて経済を回す、というのは合理的だし、実際にそういうことになるでしょう。ただ、その基準も、例えば「何歳以上の高齢者」や「これこれの既往症がある人」といった、客観的で分かりやすいものにするのはなかなか難しいところがある、ということです。

編集Y：「この層がハイリスクだ」と指定するということは、それ以外の隠れたリスクを持つ人を、感染の危険にさらす状況を生みかねないわけですね……。

歯切れがいい対策は、たいてい「不都合な真実」を無視している

峰：それにそもそも、既往症のある高齢者を社会的に隔離する、といっても現実にどうするのか、私にはさっぱりその方法が思いつきません。どうやってその他の世代と接触させないようにするのか、そこまで論じた人っているんでしょうかね？

編集Y：はて、そういえば。「全員家から出ないで、家族とも接触するな」みたいなイメージなんでしょうか。介護関係で働いている若い世代も接触NGってことですよね。あれ？

峰：高齢者隔離は、「希望者全員無制限PCR検査」論と並んで、言葉の上ではたいへん歯切れはいいけれど、現実味がまるでない。万一やったとしたらとんでもないコストがかかり、リスクが生じると思いますよ。

編集Y：「希望者全員無制限PCR検査」。検査回数をどんどん増やせ、というアレですね。

峰：Yさんの視点に乗っかって言えば、ここに検査の「『回数』を増やす」という言葉の意味の違いがあるんです。

新型コロナの第一波が来たときは、さっきも言いましたが「陽性が疑われる」人に対しても、診断を確定するためのPCR検査のキャパシティが足りなかった。これは大問題で、こういう「検査の回数を増やす」ことは私も含めて、医療関係者は大賛成だったんですよね。

問題は「感染している可能性とは関係なく、希望者に受けさせる」ために回数を増やそう、という主張です。特に、検査前確率（感染している可能性、「事前確率」とも言う）の低い無症状者にまで広げて検査を行う、そういう体制を作るのは物理的に無理ですし、理路が立たない。

編集Y：ちょうどいい。「希望者に無制限に検査を受けられるようにせよ」という主張はなかなか消えません。言い換えると、ここが一番、専門家と一般の人の〝言葉の意味〟の認識にズレがあるんじゃないでしょうか。ひとつ、どこがズレているのか探してみませんか。

峰：はい。やってみましょうか。

この章の

知らないと不都合な真実

- 同じ言葉でも、その筋の専門家と一般の社会とでは意味が違うことが多々ある
- ＰＣＲ検査は感染しているか否かを１００％確定できるもの、ではない
- 歯切れのいい対策は、現実の一面だけを切り取った無責任なものであることが多い

第　7　章

「無制限PCR検査」が見せた理解のズレ

「専門家はリスクを恐れすぎている！」

編集Ｙ：自分なりに、希望者への無制限の検査を求めるロジックを整理してみました。

●ＰＣＲ検査の数が伸びない背景には、感染症分野の専門家が検査拡大に慎重なことがある。

●慎重なのは、感染者の増大がパニックを呼び、医療崩壊を起こすことを恐れているからだ。

●そして専門家は、ＰＣＲ検査の精度（ＰＣＲ検査の場合は「陽性患者の3割を見逃し、陰性の人の1％程度を陽性と誤認してしまう」とされる）に疑念を持ち、偽陽性患者への責任問題への恐れも抱いている。

峰：なるほど。

編集Ｙ：この「専門家に存在する検査拡大への『抵抗感』」は、言い方はともかく、事実その通りですよね。で、「希望者無制限」派の方の主張はこんな感じに展開します。

1・精度の問題は、複数回検査を行えば大きく改善する。

2・感染の可能性の高い人に対して検査を行う「クラスター作戦」は、専門家の使命感・職人芸に頼るもので、感染拡大の中では「もぐらたたき」になっている。

3・これだけ感染が拡大すれば、感染者はもはやどこに潜んでいるか分からない。網羅的に早期発見すべきだ。

4・欧米が実施している希望者全数検査を検討せよ。年数兆円を投じても国民に「安心感」を与え、経済が回復するなら安いものだ。

と。あけすけに言えば、「専門家が目先のリスクを恐れて果断な行動を取れないから、希望者全数検査が行えず、感染拡大が止まらない」というロジックが、主張を支えているように思うんです。

峰：まず、1の「複数回検査すればいいじゃないか」という話ですけれど、偽陰性になりやすい検体……というか、偽陰性になりやすい人は、もう1回やっても偽陰性になりやすいんですよね。ここら辺は複数回やれば多少感度などが改善するかもしれませんが、100%になるとかそういうことではないんです。

編集Y：へえ。確率的には意味がありそうな気がしますけれど。

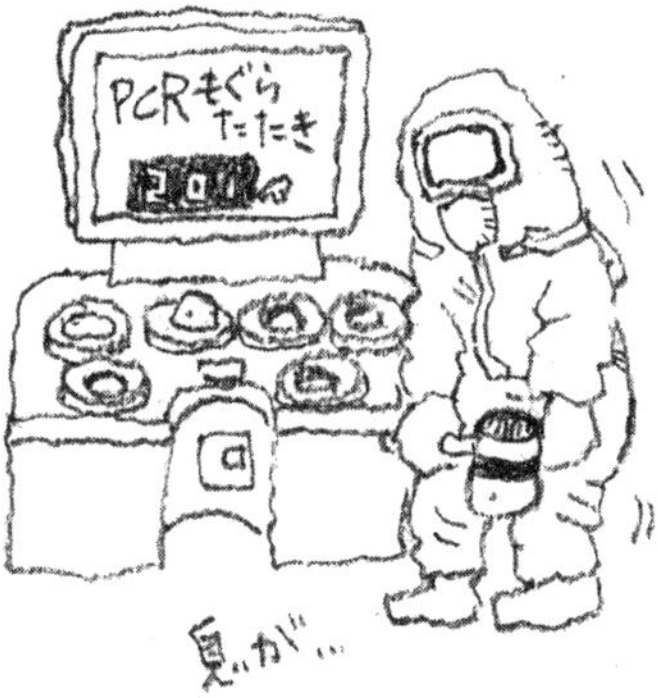

峰：ウイルスに感染した人は、体の中のどこかでウイルスが増えているわけです。検査で綿棒を突っ込むのは鼻の奥ですし、最近の唾液検査では、口腔《こうくう》内と咽頭の一部からでてくるものを反映している。そこにたまたま「ウイルスが少ない」という人がいたら、これは偽陰性になりやすいわけです。肺で増えている状況だけだと喉の付近には少ない、そういうことはあり得ますからね。

編集Y：なるほど。そして回数を増やしても、「鼻や喉の奥にウイルスが少ない」状況は変わらない……ということですか？

峰：そう。なのでちょっと時間をあけて2回やっても、やっぱりこの人は偽陰性になりやすい。確率の考え方でいうと「独立ではない」ということになりますね。

Yさんが言われたように、純粋に確率の問題と考えて、「検査で見逃す確率が3割あるとしても、2回目でその3割のうちの7割がヒットするだろう、繰り返していけば全部見つかるだろう」と想定、というか、まぁ、勘違いしている人が多いと思うんですね。でも、それはそうはならないんです。実際には明確に陰性は陰性、偽陰性は偽陰性のままであることだってたくさんある。

編集Y：ゆえに「1・精度の問題は、複数回検査を行えば大きく改善する」は誤りだと。

峰：「複数回やろう」と言う方は、ＰＣＲ検査の実地についての考え方がちょっと偏り過ぎていると思います。

編集Ｙ：複数回やってもまったく無意味なんですか。感度は上がらない？

峰：上がる可能性がゼロとは言いません。でも、それでかえって判定困難になることが多いんですよ。

編集Ｙ：回数を増やすと、かえって判定困難になるんですか、どうして？

3回やって「陰性」「陽性」「陰性」、さてどうする？

峰：例えばある人が3回検査するじゃないですか。「陰性」「陽性」「陰性」になったら、どれを信じます？

編集Ｙ：え⁉　……陽性かな。

峰：どうしてですか、それは偽陽性の可能性もあるんですよ。

編集Ｙ：そうなんですけど、最悪の可能性を取っておこうかな、みたいな。

峰：なるほど。しかしそうすると、陽性と判定されたその人は隔離されてしまうわけですよ。もしも感染していないのに、感染した人と同じ部屋に隔離されたりしたら、そこで感染してしまう可能性があるわけです。感染を広げるリスク、人権がないがしろにされるリスク、どっちも取れないですよね。どちらが最悪の可能性なのかは分からない。つまり正しいかどうか分からない。……まぁそういうわけで検査結果に価値判断を入れて、どちらかに傾かせるとか、もしくは回答不能になることもあるんです。

編集Y：うむむ……。あ、この状況って、インフルエンザとか、ほかのウイルスに対する検査ではどうなんでしょうか。例えば、インフルの場合は「希望者全数検査ができている」わけでしょうか？

インフルエンザの場合はどう診断しているか

峰：それはちょっと面白い視点です。インフルエンザウイルスの臨床の現場では、ほとんどの場合は「迅速抗原検査」を行います。抗原検査は、まず検査の精度というか、感度（陽性の人に対して、正しく「陽性」の結果が出せる確率）に関しては、今、行われている新型コロナウイルスに対するＰＣＲ検査ぐらいなものなんですね。

編集Y：そうなんですか。

峰：つまり、インフルエンザウイルスへの抗原検査というのは、特異度、感度とも新型コロナのPCR検査と大差ないんです。どういうことになりますか？

編集Y：ええと……PCR検査と同じだとすると、「陽性だと診断されたらほぼ間違いなく感染者」だけれど、2～3割近く見逃すのでは、陰性だと言われても信じちゃいけない。

峰：正解！

編集Y：やった！　……って、じゃあPCR検査と同じ問題が発生するじゃないですか。

峰：そこです。インフルエンザって「検査」だけで診断「してない」んですよ。

編集Y：えっ。検査で診断しないなら何で診断しているんですか。

峰：「臨床診断」です。臨床診断というのはどういうことかといいますと、要するにお医者さんが、症状と状況に鑑みて判断するんです。例えば「うちの学校のクラスで今、インフルエンザがはやっていて」と言って受診してきたお子さんが、高熱が出ていて、関節痛があって、時期が時期であって、それでのども赤くはれていれば、これはインフルエンザの可能性がその時点でかなり高いんですね。

編集Y：なるほど、それはそうだ。

峰：インフルエンザに感染していることが強く疑われる状況、前にも何度か出ましたが、これを「検査前確率（事前確率）が高い」と言います。

検査前確率が高い患者さんが来て、医師が臨床診断して症状が一致していれば、「検査はなくてもインフルエンザだと診断できる」ということです。

編集Y：じゃ、検査をやる意味がないんでは？　インフルエンザの抗原検査はなんのためにやるんですか。

峰：この検査は、スクリーニングの検査（広く検査して、感染者を見つけ出すのが目的）ではなくて、確定診断目的の検査（感染していることが間違いないと判断する目的）ということになりますから、特異度（陰性の人を陰性と正しく判断する確率）のほうが感度（陽性の人を陽性と正しく判断する確率）よりも大事なんですね。

編集Y：特異度は「非感染者に間違いない」と確定できる精度を表すからですね。

家でやってもまったく意味がない

峰：なので、検査でばしっと「陽性」と出れば、「はい、インフルエンザ」ということになりますし、抗原検査をしても陰性だった場合はどうするかというと、「検査では出なかったけど、まあ、症状からしてインフルエンザでしょう、タミフルを出しておきましょう」ということになるわけです。ですから、決定的なのは検査ではなくて臨床診断なんです。

編集Y：まずお医者さんが診察して「こりゃインフルだろう」と診断して、その〝ダメ押し〟をするのが、インフルの検査ってことか。

峰：一般の方の中には「検査で陽性と出なければ、インフルエンザと診断できない」と考えている人がいるんですね。よく「インフルエンザの検査が一般家庭でできるように薬局で売ってほしい」と言う方がいるじゃないですか。

編集Y：はいはい、いらっしゃいますね。

峰：ですけれども、まず大事なことは、「検査前確率を基に医者が臨床診断をする」ということなんですよ。

編集Y：感度８割とすると、感染していても検査結果の２割は外れる。外れることを見越して、お医者さんの判断のダメ押しに使っている。検査前確率が高い（＝臨床診断が「インフルエンザ」）なら、検査結果が陰性だと間違えても、陽性の診断が出せるので問題ない。でも、素人は風邪とインフルを診察して見分けることなんてできない。ということは、家でインフルの検査をしても意味がない。だって診断できないんだから。

峰：そう。新型コロナのＰＣＲ検査も理屈はこれと同じです。

編集Y：なるほど。新型コロナ感染者だ、という臨床診断の〝ダメ押し〟がＰＣＲ検査だ、ということですね。インフルエンザも新型コロナも、結局、お医者さんが診断しないと誤った判定が出るレベルの検査ということか。しかし、話はインフルと同じなのに、なぜ新型コロナの場合は問題が大きくなったんでしょう。

新型コロナは「無症状」だからやっかい

峰：まさにそこです。一つは、「感染から発症までの期間が長い」ためです。インフルエンザはかかってから比較的すぐ、1〜3日で症状が出ます。

一方、新型コロナは感染から発症までの期間が2日から2週間。この期間は新型コロナに感染している人を医師が診ても「この症状は感染症『COVID－19』のものだ」と判断できる手がかりが少ない。「検査前確率が高い人」というのが、症状だけを見てすぐ分かる状況ではないんですよね。

編集Y：なるほど。熱とか咳とかが出ないから、本人もお医者さんも分からない。

峰：じゃ、客観的な状況から何か手がかりがないかとなるんですが、濃厚接触者とか医療従事者とか以外には、「これは接触している可能性が高い」と考えられる状況も少ない。インフルみたいに「今、クラスで新型コロナが流行していてね」というシチュエーションは（幸運にも）めったに起こっていないわけですよ。

編集Y：あ！　だからいわゆる「夜の街」が集中的に検査されたのか。

峰：そうなんです。例えばあの時期に新宿で働いているホストの方が「なんかだるいんですけど」と言って来院されたら、「これはちょっと検査前確率高いな」ってなるわけですね。でも、東京の膨大な人口を考えれば、それだけでは手がかりが足りません。どんなに優秀な医者の臨床診断能力をもってしても、情報が何もなくて症状から見るだけでは検査前確率の推測が難しいんですよね、新型コロナは。

そうすると、結局、検査前確率が高い人を追う、というのが妥当になるわけです。つまり「濃厚接触者を追え、接触者を探せ」ということになるんですね。発症者から追跡調査をして、接触していた方々を探す。こういうやり方で検査前確率が高い人を見つけて、検査して引っ掛けていく。これがもっとも効果的・効率的なやり方なんです。

編集Y：そもそもPCR検査は感度が低く特異度が高い。だから検査前確率（感染している可能性）の高い人に臨床診断

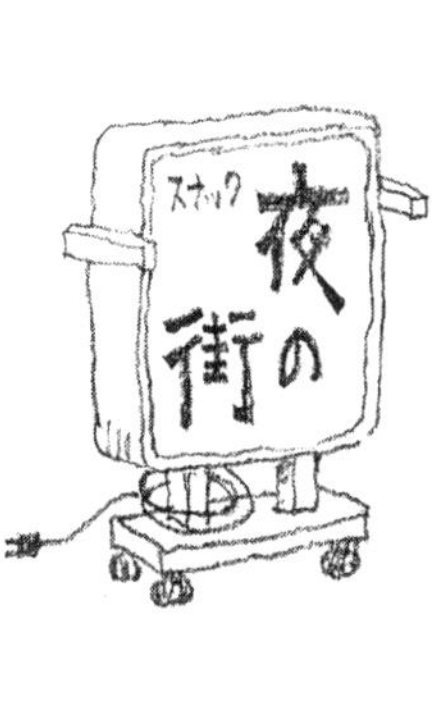

をやって、その追認が検査の役割になる。ところが新型コロナは臨床診断の手がかり（本人の症状の自覚、感染エリアの情報）が少なすぎる。となると、まず感染者の足取りから検査前確率の高い人を探すことになる、と。

峰：そういうことです。

編集Y：これで先ほどの「2・感染の可能性の高い人に対して検査を行う『クラスター作戦』は、専門家の使命感・職人芸に頼るもので、感染拡大の中では『もぐらたたき』になっている」は、誤解で、実際は合理的な作戦だったことが分かります。そして、専門家の臨床診断がないと、そもそも決定できないんだから「職人芸」がないとどうしようもない。

無症状の感染者は、ＰＣＲ検査で拾い上げるのが難しい

峰：さらにやっかいなことに、前にも申し上げましたが、このウイルスには「ステルス性能」がある。８割方は風邪かそれ以下の症状で治り、自覚がないから動き回って感染を広げてしまう。しかも感染してから症状が出るまでの間、発症日やその直前が一番感染させやすい（体内のウイルスの密度が高い）のではないかという研究もあるんです。

編集Y：はい。そこもお尋ねしたかったんです。無症状の人にも希望すれば検査を受けさせ

新型コロナは無症状でも感染力がある

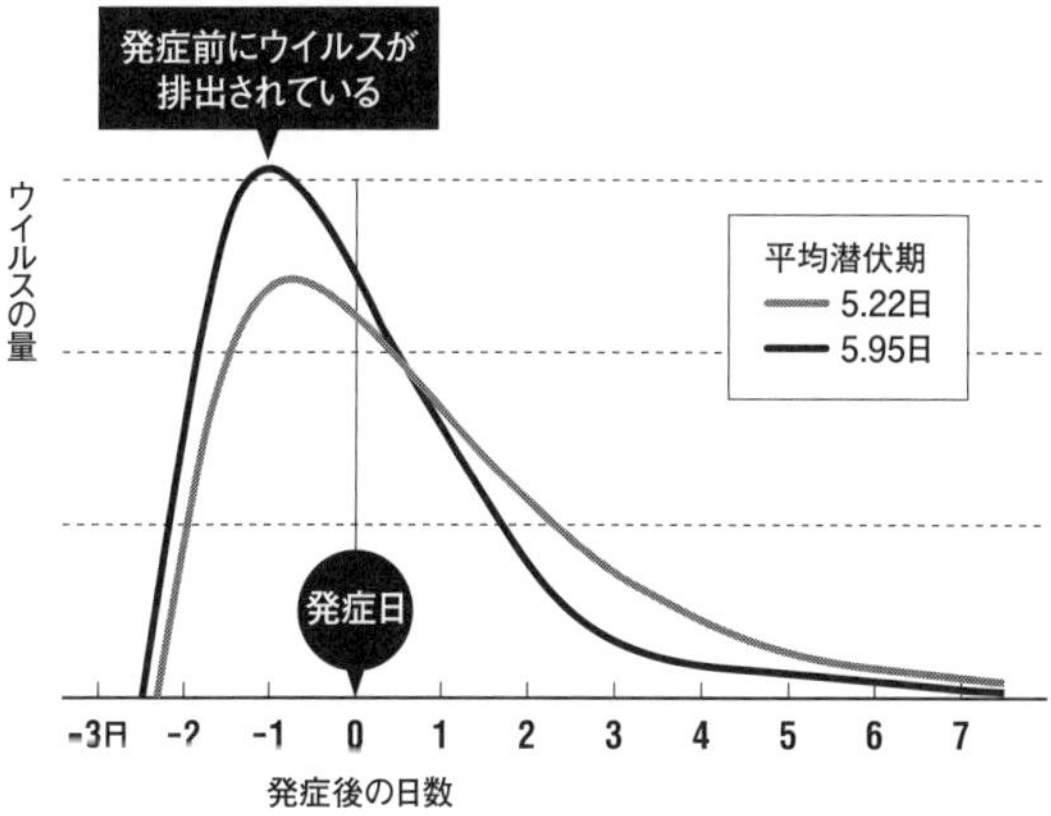

出所：Nat Med (2020).https://doi.org/10.1038/s41591-020-1049-3 を改変

よ、という声の背景には「ステルス性能があるのだったら、とにかく片っ端から検査を受けさせて、自覚のない感染者をあぶり出せ」ということもあると思います。

「3・これだけ感染が拡大すれば、感染者はもはやどこに潜んでいるか分からない。網羅的・組織的に早期発見すべきだ」ですね。

峰：大事な話なので順序立てていきましょう。新型コロナウイルスに感染した日から発症する前の期間は、ＰＣＲ検査では、はっきり言って、かなりの陽性者を拾い上げられないといわれています。

編集Y：え、どういうことですか？

峰：症状が出た日（発症日）から2日目か

PCR 検査での偽陰性が起きる程度の推定

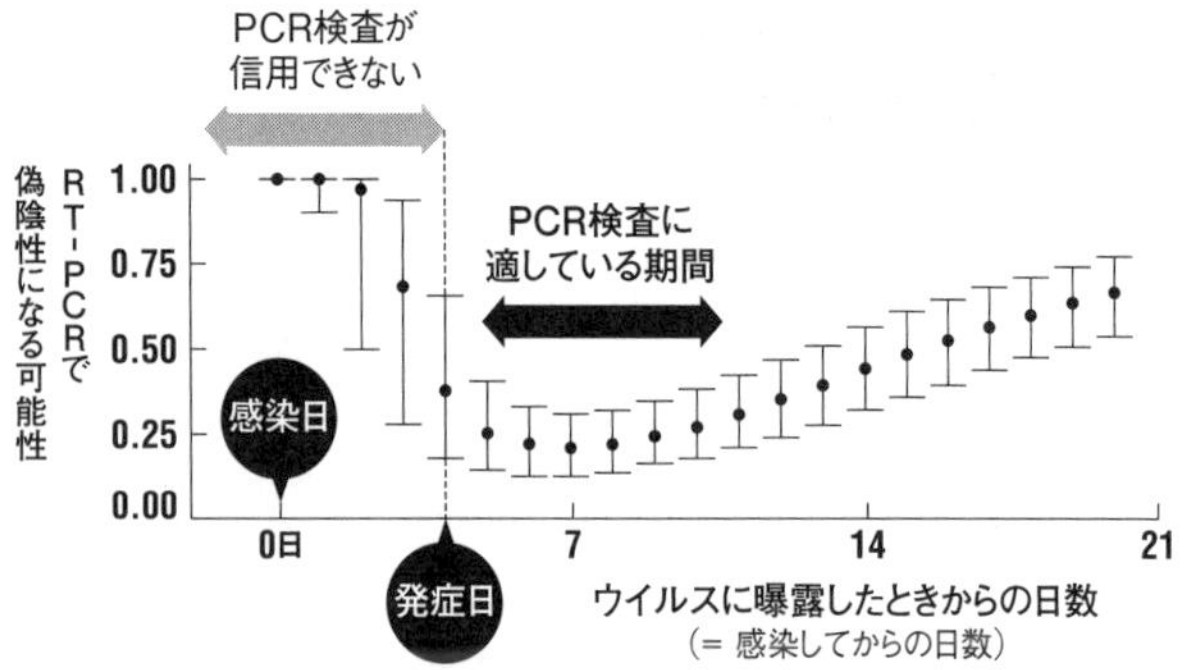

出所：Ann Intern Med 13 May . doi:10.7326/M20 1495 を改変

ら3日目が一番ＰＣＲで見つかりやすくて、ここだと感度が8割といわれているんです。つまり偽陰性がすごく下がるんですね。でも、感染してから発症するまでの間に、さっきも申し上げたステルス期間が、人によっては2週間くらいあるんです。

編集Ｙ：じゃ、「感染力がある、無自覚な人」がＰＣＲ検査を受けても、引っかからない可能性が高いんですか。

峰：上の図を見てください。発症から7日目くらいまでは感染力があるので、無自覚なまま治癒した人が検査を受ければひっかかる可能性が高いですから、「症状はないですが、出歩かないでくださいね」と伝えることができて、拡大を抑える意味ではもちろん検査することは有効なんですよ。

でも、感染した日から発症日までは、ＰＣＲ検査の結果が陰性と出ても、感染しているかどうかについては信頼できるものではありません。ただし、この図のもとになった論文では、発症日まで追跡した患者数が極端に少ないので、さらなる研究が必要です。

編集Ｙ：先ほど、「感度って、そんなに低いの？」と驚きましたが、その感度が変化するなんて思いもしませんでした。いつでも同じ感度じゃないんですね。

峰：確かに感度は感染後、動的に変化してしまうんです。実はこれはインフルエンザの検査も同じで、発症後24時間ぐらいだとかなり良好に検出できるんですが、それ以前では感度が低くなっていることは専門家の間では常識ではあるんですね。ここらあたりのことをちゃんと認識しているかどうかは、かなり大きな問題です。「ＰＣＲ検査は本当に感度が低いことがある」ということは最初から言っているんですが、「感度の低さも一定ではなくて、発症してからはましだけれども、発症するまでの感度の低さは輪を掛けているんだよ」と。

編集Ｙ：輪を掛けて感度が低い期間があるのか……。言い換えると「ＰＣＲ検査に適した時期とそうでない時期がある。発症前は適さない時期で、陽性の人を見つけ出す確率が下がる」ということですね。

峰：はい、ここを分かっていただけていているかどうかも非常に重要です。

編集Y：確かに。無症状の人まで検査をする最大の目的は「感染力のある無自覚（無症状）の人」でしょうに、その時期に行っても「検査の感度が輪を掛けて低い」んですから、「大量の検査で感染者をあぶり出す」ことは原理的に不可能だと分かります。

峰：さらに言えば、そもそも「網羅的・組織的に早期発見すべきだ」の論理的帰着はどこになるかという問題がありますよね。感染者を一人でも多く見つけたい、という感情から言っているんだとは思いますが、論理的に考えれば、これは「最後の一人まで見つけ出すことを目指す」と宣言しているようなものでしょう。それは現実には不可能です。国民全員複数回の徹底検査になってしまいます。そこまで考えての発言なのか、大いに疑問です。

欧米は検査で感染を抑え込んだのか

編集Y：でも「欧米では希望者全数検査を実施して感染を抑えこんでいる」という話もよく出ましたよね。あれはどうなんでしょう。「4・欧米が実施している希望者全数検査を検討せよ。年数兆円を投じても国民に安心感を与え、経済が回復するなら安いものだ」です。

峰：それは簡単で、「欧米では」というのはどこの話なんだ、という問題ですよ。

編集Y：ドイツとか、ニューヨークとかじゃないんでしょうか。

ニューヨーク州での検査数と感染者数の推移

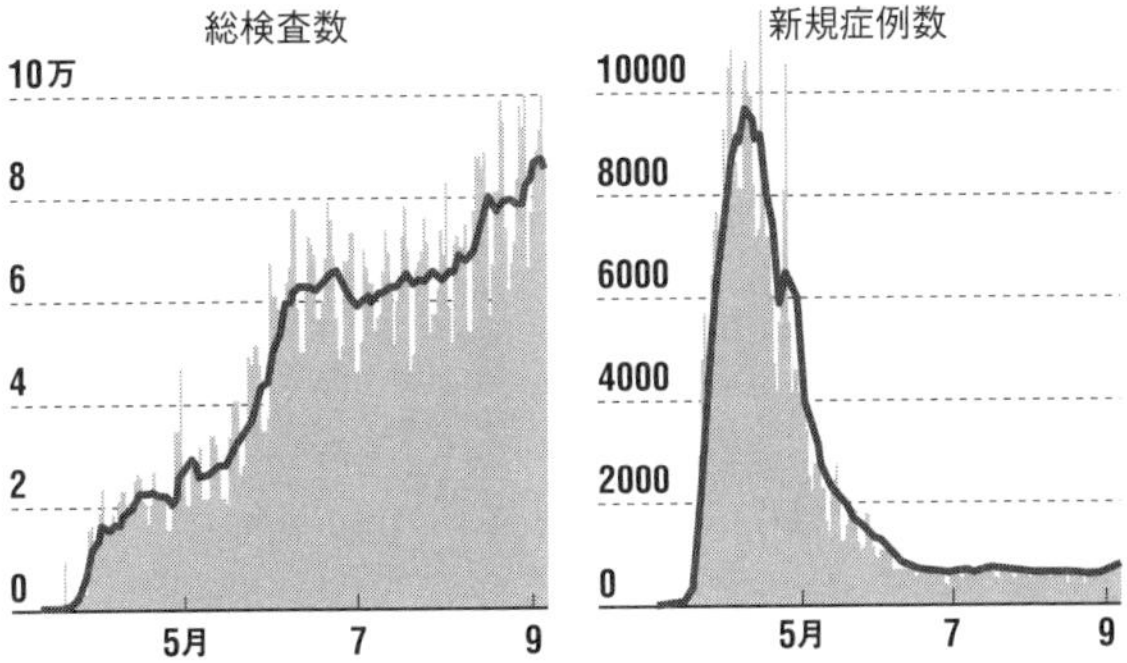

出所；https://covidtracking.com/data/state/new-york　2020.09.09 閲覧

峰：はい、ニューヨーク州はいつでも、どこでも、誰でも、何度でもという方針を採りましたね。ドイツも南の方の2つの州、バイエルン州とそのお隣では無料で誰でも検査を受けたければ受けられるという態勢を取りました（2020年9月で終了）。しかし、こういうことをやっている地域はごく一部なんです。海外の「特殊な事例」をもって、「『外国では』バンバン検査をやっています」という言い方をしている方がいる。

米国でもニューヨーク州以外の地域では「誰でも検査」なんて言っていませんし、上のグラフの通り、「誰でも検査」が始まったのは患者数が十分下がり始めてからなんです。検査の開始より早く患者が減っていることからも、因果関係がないことは明らかです。

編集Y：じゃ、感染者増加の勢いが止まったのはどうしてなんでしょう。

峰：なぜニューヨーク州が誰でも検査に踏み切ったかというと、端的に言ってニューヨーク州は緒戦で日本とは比べものにならないような、大失敗をしたからです。感染者が増えて3万2000人以上が死亡して、医療も崩壊してしまった。そのこともあって、政治が何らかの目に付く対応を出さざるを得ないという側面もありますね。

そんな状況にまでなって、流行を抑えることができたのはロックダウン・接触抑制なんです。屋内レストランなどは8月末でもまだ営業していませんでした。日本よりずっとずっと強力な接触抑制をとったんです。そこを忘れたり、意図的に無視したりしてはいけない。

まぁ、経済のためには接触抑制を緩めねばならない。どこにクラスターが発生するか分からないという状況がいつまでも続いては困るので、とにかく不安がある人にどんどん検査を受けてもらって、効率などはもう無視して、少しでもクラスターつぶしができるなら、ということで、ニューヨーク州は希望者への検査をやっているんです。

検査増もボランティア動員も「大失敗への対応策」

編集Y：追い込まれて他に手がなくなった、と。でも、実際にできているならそれはそれで意味がありませんか。

峰：当然、検査の熟練者が足りなくなりました。例えばコンタクトトレーシングでは、ネットでボランティアを募り、オンラインで聞き取り調査の勉強をしてもらって、スタッフに加えています。

編集Y：それって「市民社会のあるべき姿」的な感じもしますね。

峰：その通りで、見上げたものではあるのですけれども、きつい言い方をすれば、戦線が崩壊してプロの手が足りなくなったので、ボランティアを動員して何とかしようとしているわけです。

熱意はある、しかし医療の教育・経験・技術がない人を、オンラインコースでにわか仕込みして、強制力も何もない任意の電話調査で、感染者を追えるのか。それでクラスターを抑え込めるのか。疑問です。

編集Y：「ニューヨーク州ではボランティア3000人を動員して追跡調査をやっている」と聞けば、なんだかすごいな、やるなあ米国、と思ってしまう。でもそれは目指してそうなったわけじゃなくて、「プロが追跡調査できる程度に感染を止めておけなかったからこうなった」のか。

峰：議論がねじれているんですよね。問題は、「素人でもいいから3000人動員せねばならない状況に陥った」ことにあるんです。大失敗したからそうなっているわけで、そこから何を見習おうというのか、私には分かりません。

そして、ニューヨーク州がやっているのは検査だけじゃなくて、他の施策も一緒に実施しているのに、意図的にそれらの対策を無視して「検査だけを紹介する人」が多いんです。

具体的には、州境のブロック。感染が広がっている州からニューヨーク州内に入ることは禁止されていました。それに8月末以降、第4段階までリオープニング（店舗再開）の基準を上げているんですけど、飲食店は室内定員に制限を設けていますし、パブなんかも閉じられていた。エンタメも観客を入れられない。日本とは比べものにならないぐらいキツい接触抑制策を持続している。でも、そっちを見習えという人はなぜかいないんですよねぇ。

編集Y：えっ、そうなんですか。経済を回すために、てっきり「検査をバンバンやって接触はオープン」にしているのかと。

峰：接触はまったくオープンではないですね。もし検査だけで接触が緩められるなら、「検査をバンバンやれ」と日本の医療専門家も騒ぎますよ。

編集Y：ううう。

峰：Yさん、どこまでも基本から考えること。自分の思い込みからくる無自覚の前提を置かないこと。これが重要です。

人と人との接触を減らす、接触抑制を組み込んだ新しい生活様式（new normal）によって感染拡大を抑えるのが一番大事なんです。欧米が行っているのは、その上で、心理的な不安を抑えて、感染拡大が再燃したときに早く見つけるために、そして、「政治的にいい顔をする」ためもあって、無駄が多いと知りつつ、検査もたくさんやっておこうという、二段構えなんですね。

なので、検査が増えた「から」流行が抑えられているということではまったくありません。それは妄想です。効いたのは接触抑制で、それが効き始めてから検査拡大をやり始めたということです。「検査『数』が増えたから流行が収まった」という説明は、証明もされていませんし、現象をしっかり見ていれば言えるはずもない話です。

現にフランスでは再び流行の波が来ていますが、検査数の多さゆえに結果が出るのが遅くなって隔離ができなくなっていますし、ドイツでも検査を増やしすぎたため、「ただの風邪症状は外して検査しよう」という方向に2020年11月現在はなっています。

そして、検査「数」ではなく、検査の「過不足」を考えないといけないんですけどね、本当は。検査数が重要な、すなわち「検査前確率が高いところ」とはどこなのかを考えて、無駄な検査は減らしてもそこの数を増やす。でも、そこまでまともに議論ができている方は非常に少ない。

スウェーデンは「集団免疫」を目指したのか？

編集Y：よくスウェーデンが「最初から集団免疫（ある程度の感染者増大を許容することで、集団の中に免疫を獲得した人を増やし、感染拡大を抑える）を目指し、うまくやっている」と引き合いに出されていましたが、どうなんでしょう。

峰：この国の戦略は「集団免疫を目指したもの」と誤解されがちですけど、集団免疫はあくまで後付けの理由としての理論・理屈的な背景で、それ自体を目指していたわけではない、と私は見ています。

編集Y：では、どんな目的だったんですか。

峰：彼らは「持続可能な、長期戦に耐えられる政策を立てた」という言い方をしているんですね、最初から。つまり、完全なロックダウンをしてしまうと1年などの長期間は持たない。ロックダウンをしなくても1年いけるように、例えば、集会の禁止だとかディスタンスを取るだとか、そういうことを重要視して最初から行っていたんだ、と。まあ、強がりも入っているかもしれませんが。

実際はどうなっていたかというと、夏頃に集会の禁止、接触の禁止が効果を上げ始めて、感染者数も減っていたんですね。デンマークとの国境もオープンしましたし。減っていた理由は、集団免疫が形成されたということでも、検査が多いということでもなくて、地道に人と人との接触を減らしている効果が出てきた、ということです。

編集Y：ここでも効果を挙げているのは、実は接触抑制なんだ、と。

峰：そうです。50人以上の集会なんか完全に禁止されていますから、日本よりも厳しい制限をしてきたわけです。大胆な戦略があったからではなくて、接触を減らすという当然の原理原則をやったら減りましたという、ある意味面白くも何ともない話なんですね。しかも北欧各国はいまだにマスクを拒否していることもあったりして、また感染が拡大しています。十分な集団感染が成立していなかったことは、再拡大でも明らかです。

編集Y：ううむ。まとめると「感染が落ち着いている国は接触制限をかけている」ということになりますか。確かにニュース的には新味がなくてつまらない（笑）。いやごめんなさい、笑うところじゃないんですが。

峰：欧米諸国は初動で失敗した分、いろいろな手を打った。その中で有効なのは、つまらないかもしれませんが、接触制限だった、と私は考えています。「欧米では」という議論は、欧米諸国が打ったいろいろな手の中で、日本でやっていないものがあり、かつ、自説を補強できそうだからと摘み取ってきて、「これが理由だ、日本もやるべきだ」と主張する人がいる、ということだと思います。

編集Y：こうして時間をいただいてお聞きすれば、それほど難しい話でもないのに、どうして誤解が収まらないんでしょう。

峰：背景にあるのはやはり「ゼロリスク」指向、あるいは「科学万能論」じゃないかと思います。勉強もせず、基本から考えず、肩書きを疑わず、バックグラウンドも聞かないで、耳新しい説が出ると「面白い話を聞いたので紹介します」と無責任に掲載する、メディアの責任もありますよね。

編集Y：うわあああ。

峰：Yさん、大事なのは知識じゃないんです。それは聞けばいい。調べればいい。大事なのは考え方です。サイエンスを扱うならば、因果関係のショートカットはいけません。前後関係や相関関係と因果関係を混同してもいけません。

魔法の水晶玉はこの世にありません

峰：例えばここまでお話しした通り、「検査」というのは全然パーフェクトなものじゃないんですけど、「検査」と言われたら、やれば確実に100%判断できるものだ、と思い込んだりしていませんか。それはもはや魔法です。魔法の水晶玉なんてこの世にないんです。

編集Y：いや、叱られたから言うわけじゃないんですが、まさにその話をお聞きしたいと思っていました。先ほど挙げた1～4の論点は、「検査とは、白か黒か、素人を含め誰が見てもはっきりした結果が出るもの」という「無自覚の前提」から来ているように思えます。

先生、専門家の方が「検査」って聞いたらまず何を考えるか、言葉にしていただくとどんな感じなんでしょうね。

峰：検査と聞いたら？ 「使い分け」ですよね。

編集Y：うわあ、何ですかそれ。予想以上に全然意味が分からないです（笑）。

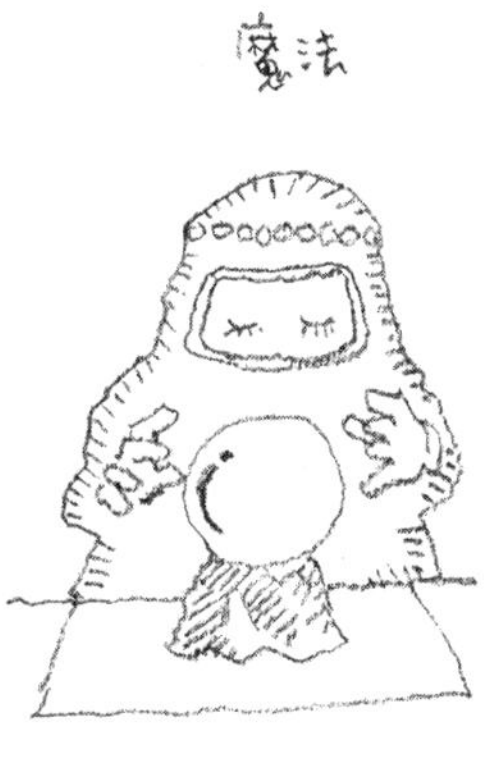

峰：「検査」と聞いたら、反射的に「どういう目的か、だったら何を使うか」を考える、という話です。目的と特性に合わせて使い分けるもの、というのが「検査」のイメージです。先ほど申し上げたように、インフルエンザや新型コロナの検査でも、確定診断のために用いるものなのか、スクリーニングのために用いるものなのかによって考え方が変わります。目的によって、行う検査がまったく違ってきます。

編集Y：なるほど。専門外の人が思う「検査」が、「魔法の水晶玉」だとしたら、専門家にとっては「大工道具」だ、というくらいの違いがありますね。

峰：例えば新型コロナに関しては、PCRにしても抗原検査にしても、目の前にいるそれっぽい患者さんが感染しているかどうか知りたい、その確定診断のためだったら有用なツールなわけです。だから検査前確率が高い方に関しては確実に検査を実施したい。そこの検査が足りないのは大問題で、事実、第一波のときは明らかに不足していた。

ですけれども、検査前確率が低い（＝感染している可能性が低そうな）一般の方から感染者を探し出す、これを「スクリーニング」といいますが、スクリーニングが目的になったらPCR検査も抗原検査も使いにくい。弊害も出てきますし、限られたリソースを考え、さらに費用対効果まで考えると……まぁやるべきじゃない。

なので、そういう目的の検査はしたくないというか、しても……意味がないと。「今から釘を打ち込みたいときに、のこぎりを持ってきてどうするんだ」という感じなんですよ。

抗体検査は疫学調査向き

編集Y：ここまで触れてこなかった「抗体検査」はどうなんでしょうか。

峰：抗体検査の場合は、これはもうちょっと違う軸が1つ入ってきて、今、感染しているというだけじゃなくて、今と過去の感染、両方が分かるんですね。なので、これは疫学調査に使えるんですよね。両方と言うより、疫学調査目的のほうが主体ですね。

編集Y：ええと。

峰：つまり「ある集団に対して、どのぐらいの人がすでに感染したことがあるかを知りたい」ときには、抗体検査を使ったらいいんです。簡便だし、ものによっては感度は90％以上とPCRや抗原検査より高いこともある。

編集Y：なるほど。ということは、「いままでに、国民のどのくらいに新型コロナが感染してきたのか」を調べる道具、ということですね。

峰：けれども今度は特異度が低いんです（笑）。

編集Y：ああもう（笑）。ということは、偽陽性、間違って陽性になる確率が大きめなんですね。

峰：はい、なのでこれを個人の確定診断に使うとするとけっこう危ない。今、目の前にいる人の診断に抗体検査を第一選択でやっちゃいけません。そこはPCRか抗原検査をやりたいところなんですよね。もしくは「PCRでは陽性にならないんだけど、どう見ても新型コロナによる症状（COVID－19）だよな」という人に対して、この抗体検査も併せて補助的に使うことによって、臨床診断を確実にするために用いることもある。

大阪の先生に聞いた実例で、4人家族で3人がPCRで陽性と診断されている、4人目がすごい熱が出て肺炎だと。臨床では検査前確率が非常に高い（＝新型コロナの感染者である可能性が高い）わけです。でも、PCRを3回やったけれども毎回陰性。それで抗体検査をやってみたら陽性だった。そこで、新型コロナの感染による症状、COVID－19でしたと言い切ると。こういうときに使えるということですね。

編集Y：まさに道具ですね。用途によって適性があるし、しかも完璧な結果は出ない。

峰：道具です。あくまでも道具で、万能でも完全でもない。だから使い分ける。「バカと何とかは」と一緒なんです（笑）。

誤解されると困るのでもう一度念押ししますが、総論として、ＰＣＲを含め「適切な検査の数が増える」こと自体は大賛成なんですよ。もちろん。

でも、「いつでもどこでも何度でも」をやるほどのリソースは世の中のどこにもない。もっと正確に言うと「検査するだけ」なら、もしかすると可能になるかもしれない。でも、それを迅速に正確に診断に使えるようにするリソースはないし、あるとしてももっと有効な使い方をすべきです。世界から新型コロナ以外の病気が消えたわけじゃないですからね。

編集Ｙ：東京・世田谷区の保坂展人区長は「誰でも、いつでも、何度でも」という検査をやると言っていました（保坂区長は「最大の経済対策は誰でも、いつでも、何度でもＰＣＲ検査をできる体制づくりだ。問題提起しながら走り出していく」と話した。出所：２０２０年８月３日東京新聞 ＴＯＫＹＯ Ｗｅｂ）。

峰：が、蓋を開けてみれば、このスローガンを実現することは不可能で、限られた職種の方に１回程度というものにスケールダウンしましたね。リソースの量の見積もりを全くしていない状態でこのスローガンを言ったのでしょうか。都も広く検査をすると言っていますが、スクリーニングというにはお粗末な数ですし、実施を考えれば、基本的に新しい生活様式を変えるまでの効果は、まぁないでしょう。

話は戻りますが、現実の世界を見て考えれば、限られた検査と診断のリソースは、陽性の人を見つける確率が高い集団に優先的に投入したほうがいいですよね。となると、検査前確率の高い人を探して、検査しましょう、という話に戻って、おしまい。というわけです。

編集Y：そうなると検査前確率が重要になる。

峰：はい。結局、検査を拡大したいという人たちに反問すれば明確に分かるんですけど、「じゃ、どこまで広げればいいか」という境界問題になるんですよ。ただし大前提があって、「検査によってすべての感染者をあぶり出すことはできない」。

編集Y：現状の検査では「感染力のある無症状の人」を確実には陽性と診断できないし、確率が高い時点でも2〜3割は見逃すから、ですね。

峰：そうです。見逃すと分かっていて、無理に可能性の低い人に受けさせる必要はない。というか、もっと効率的に、効果的に使えばいい。雑草だってまず目立つところから抜くじゃないですか。芝生を隅っこからスクリーニングなんてしませんよね。

見逃すことが分かっている検査を無理にする必要なんてありません。確率の高い人から検査して、そこから次のクラスターができる前に潰していく。

編集Y：希望者に無制限に検査を、という意見への回答はこれで十分かと思いますが、実はもう一つ、「無症状だからこそ受けたい」という声があります。ソフトバンクが2020年7月29日に設立を発表した「新型コロナウイルス検査センター株式会社」でも、無症状者に受けてもらうことを前提としています。

検査を受けて安心したい人々は「いいお客様」かも

峰：「新型コロナに感染していない」という安心感を得たいからですかね。しかし「陰性」の検査結果には大して意味がないことはお分かりいただけた、と思います。

編集Y：「無症状でも実は感染力のある人が陰性と診断される」ことさえあるんですから、「陰性」と出ても別に安心はできない。

峰：それと、前にも言ったと思いますが、「いま」仮に陰性だとしても、どこかで感染する可能性が消えるわけじゃない。陰性でも「感染可能な人間」であることは変わらない。

編集Y：それじゃあ、検査は何のためにやるのか、というと。

峰：最初に言いましたが、陽性らしき人を「陽性だと確定するため」に行うのですよ。

編集Y：これすなわち、検査は「陰性と陽性を区別する」ものじゃない。ここが「専門家と一般人の『検査』の認識の違い」の最たるものかもしれません。

峰：「陰性の人を見つける」には感度の問題があるし、そもそも「見つける」ことの意味は思うほど大きいわけではない。もし一般の方に意味があるのだとしたら「（あまり意味のない）安心感」が得られることです。もちろん、その人個人には意味があると感じられるかもしれないし、ビジネスとしてはそれで成り立つのかもしれませんけれどね。

編集Y：ああ、分かった。分かりました。呼び方を「陽性」「陰性」じゃなくて、「陽性」と「陽性とは言い切れない」にすればいいんじゃないですかね。まあ、「陰性」って信じられないと、「お守り」「免罪符」にはならないから、ビジネス上は問題があるけど……。「信者」って、つなげると「儲」という字なんですよね。

峰：なるほど（笑）

この章の

知らないと不都合な真実

- 無自覚感染者は検査を行っても見逃す確率が高い
- 欧米の対策で実際に効いているのは接触抑制
- ＰＣＲ検査ができるのは「陽性の確定」まで

第　8　章

根拠の薄い話に惑わされない思考法

鈴木貞夫
名古屋市立大学大学院医学研究科教授（公衆衛生学）
インタビュー（2020年10月12日）

同じデータを見て、なぜ結論が違うのか

峰宗太郎（以下、峰）：鈴木先生、今日はありがとうございます。
鈴木貞夫（以下、鈴木）：よろしくお願いします。
編集Y：オンラインでのお話となりますが、よろしくお願いいたします。鈴木先生と峰先生はご面識がおありなのでしょうか。
峰：鈴木先生と顔を合わせて直接お話しするのは初めてなんです。今回、『日経ビジネス』の編集Yさんにインタビューをしていただいた連載が本書にまとまることになったのですが、私の専門は完全にウイルス免疫学と、公衆衛生の一部の考え方の部分、検査までなんですね。例えば新型コロナに関する臨床・治療、さらには疫学・統計学とかのお話も入れられたらいいのですが、個々の論者の方がすでにいろいろな記事や本を出しておられるので、今回は、新型コロナにまつわる不安を受け止めて、それを煽るのではなく、前向きに対策を自分の頭で考える本にできたらと思っているんです。考えるために必要な知識と、そして「考え方」をすごく大事にしてまとめられたらなと。
そのときにやはり、公衆衛生・疫学的な面での視点が大事になる。鈴木先生が229回

（10月12日時点）もフェイスブックで続けておられる連載は、コロナと向き合うための考え方、理路を示してくださっていると捉えています。ぜひ、鈴木先生にご登場をとオファーさせていただいた次第です。

鈴木：ありがとうございます。光栄でございます。

最初にお断りしておきますけれども、私は何かほかの人が知らないデータを知っているとか、自分がデータを持っているとか、そういうことは一切なくて、公開されているデータでどう考えるかということだけなんです。ちょっと嫌な言い方をすると、全国民の皆さんと同じものしか持ってないんですね。

峰：となると、違いはまさに「考え方の筋」ですね。

鈴木：はい。同じ条件下で僕はどう考えたかという話をしています。基本的に、人は皆自分のことしか分からないわけではありますが、それにしても、「どうしてほかの人は自分と一緒の考え方をしてくれないんだろう」と感じつつ、その理由はこれではないか、と、フェイスブックで文章にしてきたわけです。

編集Y：鈴木先生のご専門は公衆衛生学ということですが、それは「8割おじさん」で有名になられた、西浦博先生（京都大学大学院医学研究科・医学部教授　環境衛生学）と重なるんでしょうか。

鈴木：あ、僕は非感染性疫学の疫学者なんです。

編集Y：ええと、ずっと感染症のお話ばかり聞いてきたので、感染性じゃない病気……といいますと。

峰：具体的に言うと、心血管疾患、糖尿病、がん、慢性呼吸器疾患などですよね。こうした病気に、喫煙や飲酒などの生活習慣、あるいは生活環境などが、どんな影響を与えるかを研究するのですね。

編集Y：（大慌てで検索）日本疫学会によりますと、疫学とは「明確に規定された人間集団の中で出現する健康関連のいろいろな事象の頻度と分布およびそれらに影響を与える要因を明らかにして、健康関連の諸問題に対する有効な対策樹立に役立てるための科学」と定義される、とのことです。個人というより集団を対象にした医学なんですね。

鈴木：西浦先生も私も「疫学者」ですので、集団としてヒトを捉え、病気が発生する原因を調べ、予防しようとしています。そこまでは同じですが、西浦先生がなさっているのは「他人にうつる」病気なので、私にとっては専門外で、西浦先生がおっしゃっていることはほぼ分からないです。

編集Y：……鈴木先生も「分からない」ときっぱりおっしゃいますねえ。

鈴木：感染性の疫学の場合は、西浦先生がされていたようにモデルを考え、状況の予測を行いますが、我々非感染性の場合は「目の前にあるデータがどういう意味を持つのか」を解析することが仕事で、シミュレーションしいうのはほとんどしないんですよ。だから同じ統計を扱うといっても、同じように見えて仕事内容は全然違って、間にかなり深い山だか谷だかがあるんです。

でも、だからこそ「西浦先生がおっしゃっていることはおそらく正しいんだろうな」という、近い世界にいる研究者としての感触はあるんですよね。

シミュレーションするのは何のため

編集Y：西浦先生が出された、無策だった場合、最悪で42万人が新型コロナで死亡するという予測数字（2020年4月15日の記者発表）が大きな反響を呼びました。

鈴木：42万人というのは大外れといえば大外れなんだけど、それは最悪のシナリオとして42万人もあり得るという話で、すぐ42万人の死者が出るなんて西浦先生は言ってないんですよね。「新型コロナになんの対策も打たないとしたら」という前提を立てて、シミュレーションを行った結果を出しているわけだから、前提が変わればそれは結果も違うだろうというだけの話です。

峰：シミュレーションは、「最悪でこのくらい」「最善でこのくらい」と、幅を示すことが使命で、「ぴたりと当てる」のが目的ではありません。

鈴木：ですから、西浦先生の「考え方の道筋」そのものが間違っているとは私は全然思ってないです。結果とのずれを批判するのは、私はちょっとフェアじゃないなと思っています。

峰：数字が合っているかどうかはそもそも問題ではないのに、そこを気にする人はすごく気にしますよね。

鈴木：そうそう、これは私のまったくの偏見と推測ですけど、医療関係の専門家を含めて「白黒付けるのが好きな方」がどの分野にもたくさんいらっしゃる。そういう方は「とにかく検査をすれば白か黒か分かる」と思っているんですよね。

編集Y：出た。白黒原理主義者。

医師国家試験には「検査の間違い」が前提の出題がある

鈴木：どちらかの結果が出るわけですから、それはある意味では正しいし、もしかしたらその方のご専門では「検査をすれば白黒付く」のかもしれません。でも、新型コロナウイルスをはじめとする感染症関連の検査では、みんなが思っているほど正確じゃない。まして医療関係者でそう思っていたとしたら、ちょっと考え方が古い。今僕は医師国家試験の委員をやっているんですけど、「検査が外れるということを前提にした問題」は毎年必ず出しているんです。

編集Y：そうなんですか！　それはどういう目的で。

鈴木：「検査が外れる」というのは、人間の直感と合わないですよね。でも、実際には大いに考えられる。「検査は外れることもある」としっかり分かっていない人に、医者になってもらったら困る、ということです。この検査はどのくらい正確か、外れる可能性がどのくらいあるか、それくらいの計算問題はお医者さんになるならやってくださいよ、と。

だから、検査をするなら検査するのでけっこうですけど、「どういう検査をどれだけすると、どのくらい当たり外れが生じて、その結果、プラスマイナスでどんな効果が見込まれるか」というシミュレーションは、必然、必須なんです。

峰：なのに「検査をたくさんやれば感染者が減る」という主張が出てきたわけですよね。

鈴木：何ていうのかな、検査と患者数の増減の間にちゃんとした理路がないんですね。ただひたすら「検査すれば患者さんは減る」と。そう思うんだったら最低限、検査をすると患者が減るという考え方のパスウェー（理路）を示すか、あるいは検査をしたから患者が減ったという証拠を示していただいて、証拠をもとに政策について考えるというような、もう少し細かい見方をしないと。

検査をすれば患者数は減るだろうというのは一種の思い込みであって、海外を見ても検査したから患者が減った国なんか一つもない、というのが私の考え方から出てくる結論です。

にんげんだもの、感情もあるさ

編集Y：一方で感情の問題もありますよね。「科学の立場としては、検査を増やしても意味はないのかもしれない。でも、人には気持ちってものがあるじゃないか。検査することで安心して働けて、経済を回せるなら、医学的に意味がなくても社会的にはやる意味がある。人間はそういうもんだろう」。そんな論調も見かけますし、そう言われたらそれもそうだなあ、にんげんだもの、と思っちゃうんですが。

峰：科学者は理屈最優先で「冷たい」から、人の気持ちを分かっていない、と（笑）。

編集Y：冷たい政治家もいれば、温かい科学者もいますよね、にんげんだもの（笑）。

鈴木：そこは実はちょっと複雑というか、私の中でもちゃんと結論が出ている問題ではないんですけれども、確かに心理的には「検査を受けて安心したい」という気持ちは理解できるんです。

　検査前確率の低い人が安心安全のために検査をする、というのは、すでに野球とかサッカーの選手、スタッフ、審判に対して行われていますし、来年オリンピックをやるということになったら、大々的に行われることになるかなと思っています。何らかの目的があって、ある意味、例外的に、意味がなくてもやるということは、まあ、ありかなというか、許容しないと、社会が進んでいかない部分はあるかと思います。

編集Y：なるほど。

鈴木：ただし、それを全員、全国民に広げるということはそもそも不可能ですよね。これは人口の何パーセントに対して検査をするかで話は全然変わってくる。例えば今日本の人口が1億2000万人として、それの10％といったら1200万人ですよね。これですら基本的に無理な数です。

編集Y：まあ……マスク一つ送るだけでどのくらいかかったんだ、という話もありますからねえ……。

ケタの意識、そしてデータと推測を区別するのが大事

鈴木：そして、経済をどうのこうのするために安心をというんだったら、人口のたった10%、10人に1人しかやれないような検査では、その目標は達成できないのではないかなと思っています。

峰：そもそも、時間をかけてやるのでは意味がないですからね。検査が陰性と出ても、全員が検査を完了するのに例えば1カ月かかるんだったら、その間にいくらでも感染は広がってしまうでしょう。こういう考え方をする人に欠けているのは何でしょうか。

鈴木：桁数《けたすう》の考え方でしょうね。同じ確率でも、分母の数が変われば実際の人数が「ケタ違い」に変わるというところに想像が及んでいない。

峰：例えば、113ページに出たワクチンの「9割」の話や、PCR検査の偽陰性の問題、特異度ですね。この検査の特異度は99%以上ととても高いのですが、仮に99・9%としても受ける人数の桁が上がってくると、間違える人数がものすごいことになる。

編集Y：全体の0・1%に偽陰性が生じる可能性がある。ということで、分母になる人数が例えば1000人だとしたら、そのうちのたった1人。だけど分母が1億人だったら、陽性

なのに間違って陰性だと診断される人が10万人になる。比率で見るとどちらも0・1%、だけど1人と10万人では人数の差は9万9999人にもなっている。比率だけでなく、常に実数を、「これは何人を対象にしている話なんだ」と考えねばならない。

鈴木：疫学の話で大事なのは、細かい数字の整合性より「桁を間違えない」ことです。そしてもっと大事なのは、データと推測を分けて考えることですね。「分からないけれど、こういうことじゃないか？」という仮定を挟めば挟むほど、確かさは減少しますから。私は基本的には怖がりなので、そういうことをあんまりやらないんです。

というのは、私は別に「予想を外さないぞ」と言って威張っているんじゃなくて、何ていうのかな、考えていることに推測を入れないようにしているんですよ。データがどうなってどう動いているかという話をしているだけなので、正しいことをつなげば正しい結論しか出てこない。「ここは分からないけど、こういうことが正しいとしたら」という推測を挟めば挟むほど、確かさは減少していく。

編集Y：なるほど。「これが正しいとしたら」という前提がすっと入っている記事や本は、言われてみるとたくさんありました……。

峰：そのやらないほうがいい「推測」でよくやってしまうのが、鈴木先生がおっしゃるアイスクリーム理論ですね。

編集Y：アイスクリーム理論？

謎理論が生まれてくる背景

鈴木：北半球では夏は暑いからアイスクリームが売れますよね。そして、夏は海に出かける人が増えて、海難事故が起きます。「夏→アイス」「夏→海の事故」は因果関係がありますが、それぞれは独立した事象です。でも、「アイスクリームが売れると、海で事故に遭う人が増えるんだ」という取り違えって、案外やってしまうものなのです。

編集Y：ん、あれ、でも、この二つの数字、アイスと海の事故って、連動していてもおかしくはないですよね？

峰：そうです。アイスも海の事故にも共通の原因（夏の暑さ）があるから、数字には相関がある。そこまではいいんですが、「だから、アイスの販売を禁止すれば海での事故が減る」というアイデアというか、謎理論が出てくることがあるわけですよ。

編集Y：あー……って、そんなバカな。アイスを食べても溺れる人が増えるわけがない。

鈴木：実例で考えてみましょう。新型コロナの感染者数と、ＰＣＲ検査数との関係です。

新型コロナの患者が増えている地域では、確定診断を出すためのＰＣＲ検査数が追いつかず、陽性率が高くなります。検査数が感染者に比べて十分に足りていないと、陽性率が高くなる。この理由は分かりますか？

編集Ｙ：ええと……感染している人数の割に検査する数が少ない、言い換えるとひとつの検査あたりの感染者が多い。いわば「当たり」がたくさん入ったくじ状態になっているわけですね？　だから、当たりが出やすくなる。よって当たりの率、陽性率が高くなる。

峰：そうです。陽性率の高さは、感染者数に対して、相対的に検査が足りていないことを示唆しているわけです。逆に、患者数が少ないところで検査数を増やせば（クラスターなど、「検査前確率」の高いところを追わない限り）陽性率が下がります。

　ということで、陽性率はＰＣＲ検査数を増やせば基本的に下がる。検査対象に「ハズレ」の可能性が大きい、検査前確率が低い人が増えてくるからですね。もし検査を増やしても陽性率が下がらなければ、社会全体に多くの感染者がいる、非常に危険な状態ということになる。Ｙさん、まだ大丈夫でしょうか？

編集Ｙ：はい、汗だくですがなんとかついていけてます。

鈴木：そして、新型コロナ患者が増えている地域では、それによる死亡者も多くなります。

編集Y：新型コロナの死亡率そのものに地域差がなければ、分母が大きいほうが絶対数が多くなるのは当然ですね。

鈴木：そこでこの2つの事象を組み合わせて「PCR検査を増やせば、死亡者数が減る」という理論が出てくるんです。

峰：新型コロナ感染者の増加で、PCR検査数が追いつかないと陽性率が上がる、死亡者数が増える。それぞれは独立した事実です。だけど、じゃ、PCR検査数を増やせば死亡者数が減る、と言うのは、「アイスの販売を禁止して海難事故を防止する」ようなものですね。

鈴木：アイスクリーム理論の完成です。「PCR検査の数を増やすと、陽性数を検査数で除した陽性率が低下する。だから検査前確率が低い人を含めて検査数を増やせ」という論理と結論は、やはり間違っています。

編集Y：検査対象を広げて数を増やせば、数字上の陽性率が下がるのは間違いない。でも、それは単純にハズレくじを増やすからで、実際の感染者数の増減との相関はない。ということですよね。

峰：正解です。

編集Y：ただ、あえてお二人に申し上げたいのは、一方に「無自覚な新型コロナ感染者」が密かに感染を広げている、というニュースがあり、一方に「検査数が少ない」という報道があって、当時はどちらもそこだけ取り出せば事実だった。ですよね？ そして両方が重なると「検査を増やして無自覚感染者を見つけ出し、感染を抑える」という作戦が出てくるのは、なんというか、すごくよく分かるんです。というか自分もそう思っていました。

専門家だって、間違いは当然あり得る

峰：はい、そこに抜けているのはPCR検査という「道具」で、できること、できないことの認識で、端的に言えば「検査前確率」という考え方の理解、ということになるんだと思います（183ページ）。

「（検査前確率の低い人への）PCR検査は増やすべきではない」と訴えていると、なんだか「峰はPCR検査を否定している、信頼していない」みたいな捉え方をされることもあるんですが、もちろんそんなことはないんです。性能の高さを知って、使い方を理解しているからこそ、その能力が活かせない使い方はすべきじゃないよ、と言いたいんですが。

編集Y：「検査」は白か黒かを付けるものではない、という認識と、検査前確率が高い人の確定診断に使ってこそ、道具としての威力を発揮する、という理解ですね。

鈴木：とはいえ、たとえ専門家でも見逃しはあって当然です。一般社会に生まれている誤解、そして、専門家の勘違い、そこに臆せずきちんと突っ込むのが、メディアの皆さんの仕事だと思いますが。

編集Y：ううう。

峰：ただ、こういうことは日本だけの問題じゃないと思うんです。米国にいると、「こっちでも検査信仰はすごい」と思うことが多々あります。

編集Y：日本だけじゃないんですか。

峰：科学論文の雑誌なんかを見ても、PCR検査を礼賛する記事がほとんどで、フォールスポジティブ（偽陽性）、フォールスネガティブ（偽陰性）なんかを冷静に論じた記事というのは非常に少ないんですよ。道は遠いけれど、専門家はもちろん、一般社会に向けて、根拠が薄い情報に惑わされないよう、鈴木先生が実践されてきた「推測を入れない」考え方を広げていかないといけませんね。今日はありがとうございました。

編集Y：ありがとうございました。アイスクリーム食べて頑張ります……。

第　9　章

誰を信じるのか、信じていいのか？

「信じていい情報」を見抜く術はあるのか

編集Y：しつこく質問を繰り返してきましたが、最後に一つ、どうしてもお聞きしたいことが残っているので、ぶちかましてもいいでしょうか。

峰：大きく出ましたね、なんでしょうか。

編集Y：新型コロナ禍の中で、ほんとうにたくさんの記事、インタビュー、ワイドショーの発言などなどが出ましたが、「これは信じていい」「これは眉唾だ」と見分けられるようになるには、どうしたらいいんでしょうか。もちろん、勉強するのが一番だとは思います。しかし、今回の騒動で、そもそも専門家で、勉強をしてきたはずの人もけっこうな確率で「?」な発言をすることが分かってしまうと、いったいどうしたものなのか、と。

峰：これはいわゆる（情報・メディア）リテラシーの問題ですね。実はそれは、僕もずっとテーマにしていることなんですよ、どうやって情報を集めるか、どういうふうに情報を吟味するか、どのように咀嚼《そしゃく》するか、どういう自分の行動につなげていくか。最終的にはこうした過程を、専門家にべたべた頼らなくてもできるようになるというのが、個人の独立を培うには必要だ、と思っているんですね。

編集Y：それは、医学知識に限らずですよね。

峰：いろいろな面で同じことが必須だと思うんです。例えば金融商品、保険商品との付き合い方もそうですし、政治とのかかわり方もそうだと思うんです。僕は専門が医学・医療なので、主に健康問題になるわけです。そういう目で見ると、今回の新型コロナは本当にいい例を提供してくれました。情報が玉石混淆で、信じていい情報って本当に少ないので。

編集Y：ですよね。私も散々振り回されました。

峰：その中からどういうふうに情報を選び取るか、どういう情報なら信じていいのかを真剣に考える。そして、自分の意見がある程度固まってきたときに「それが本当に正しいのか」と自問自答して吟味して、時には自分の立場や考え方、信条が大きく変わる経験をする。自分の感情に相反するような知的な転換ができるかどうか。こうしたことは、人が生きる上で重要なテーマだと思っているんです。

編集Y：そういうことをお考えだったんですね。

峰：せっかくここまで読んでいただいた方に、「ああ、面白い雑学が手に入った」で終わりだと、もうひとつかなと思っていたので、最後にこの話をしましょう。実は別の出版社さんと、この話で本を出そうとずっと昔から進めていたんです。

編集Y：ええっ、じゃ、いいんですか、この話をいただいて。

峰：全然いいんです。この話題は、何度でもいろいろな切り口から繰り返し繰り返し伝える必要があると思っていますので。

新しい話を聞くたびに、考え方を上書きされてしまう

編集Y：情報を集め、自分の頭で情報を整理して吟味して決断できる、というところに自分自身を持っていくためには何が必要なのか、ということですよね。それが分かれば、自分の人生を自分で判断して生きていく大きな助けになる。

峰：そうなんです。要は自分で考えていないから、その不確定要素に対して判断が付かない。不安が消せない。そこを解消できるのが大事なことの一つです。

そして自分で考えるためには、結局、個々人の「しなやかさと、強さ」が必要なんですよ、手に入れてもらいたいものはこれなんです。

個人個人が、時には苦い、だけど正しい理解、事実をしなやかに受け止めて、ある程度強くなっていかないと、この先の時代を乗り越えるのが難しい。「それでどうすればいいの」とばかり聞いているうちは、やはり強さが足りないんですよね。

答えがないと安心できない、とか、回答をすぐに与えてほしい、とか。そういう姿勢だと、トンデモな本を読んだら、すぐそっちに引っ張られちゃうでしょう。

編集Y：分かります。つまり一番最近読んだ本、一番最近聞いた話に、自分の考えを上書きされまくる、ということですよね。

峰：そうなんですよね。そうなると、ワイドショーの、あえて言いますが不安を煽る妄言にまんまと乗せられて、不安だから次の日も見る、となってしまうわけです。塩水で喉の渇きを癒やそうとするようなものです。

編集Y：じゃ、そこで何を信じるのか。「この人の話はなるほどなと思えるけど、この人の話は思えない」みたいなところを判断するには、おそらく一定の知識は絶対必要になりますよね。

峰：そういうところはありますね。

編集Y：そこは例えば入門書を読むのもいいんでしょうし、ウェブサイトも……どうなんだろうな、やっぱり本なのかな。もちろん一口には言えませんが、自分の話をしてもいいですか。

峰：どうぞどうぞ。

ネットで情報収集すると、トンデモ理論を作りがち？

編集Y：新型コロナもそうですが、自分にとって新しい分野を取材するときにネットを検索すると、知らない世界にいくつかの島が見えてくる。だんだん世界が見えてくる気になる。興味が興味を呼んじゃって、ますます情報を集める。そして何が起こるかというと、取っ散らかったものの中から、いくつかの話を、自分の頭が勝手につなぎ始めるんですよね。

峰：ええ。分かります。

編集Y：そこに何ら専門知識がないにもかかわらず、自分が知っている物事からの連想、類推を行って、鈴木先生がおっしゃったアイスクリーム理論的な、大きな勘違いというのをすごくよくやりがちなんです。勉強していないから、大きな流れ、体系が分からず、空いた穴をトンデモ理論をひねり出して埋めようとするんですね。そしてまたそれが、自分の脳内では、俺はとてもよく分かった！という気がしているんです。

峰：実によくある話です。そういうのは人間の脳の正常な反応だと思いますよ。なおかつ医療、医学、健康に関しては一家言のある素人がすごく多いんです。

編集Y：教育と医療は本当にそうですね。

峰：これがなぜか航空機の設計だとか、宇宙探索だとか、物理になるとあんまり出てこないように見えるんですよね。

編集Y：いや先生、余談なんですけど、「飛行機がなぜ飛ぶか」を記事にしようとネットで調べたら、「俺の謎理論」がどんどこ見つかるんですよ。

峰：なるほど。そういえば物理学者をしている友人も言っていましたね。大学にけっこう届くらしいんですよ。「自分は相対性理論が間違っていることを証明しました」的な手紙が。だから謎理論、トンデモ理論はどの分野でもあるんでしょうね。

編集Y：それはそれで別に批判すべきことでもないし、航空とか物理だったらそういう人は実務をしないでしょうから、世の中にさしたる悪影響を与えるわけでもないんですけど、医療、健康になってくるとダイレクトに個人の人生にからんでしまうところが罪深いですね。

で、話を戻しますが、ネットだと次から次に情報が読めてしまうから、トンデモ理論もすぐこね上げることができる。自分の主張を裏付けそうな言葉を検索しまくればいいんですから。その点、ほかの情報をシャットアウトして、一つの論理の中でだあーっと読める本というのは、ありがたいなと思うんですよ。ということで、まず、最低限必要なものを手に入れる方法論としては本がいいんじゃないでしょうか、と。

健康・医療系はまともな本が本当に少ない

峰：う―ん、学びにもいろいろなやり方があると思うんですが、健康・医療関係の書籍で一般書というのは、空恐ろしいくらい……まともな本がないんですよ。いや、本当にないんですよ、これがもう（笑）。

編集Y：峰先生笑っちゃってます。そんなにないですか（笑）。

峰：トンデモ本が9割以上ですよ。例えばアマゾンで「ワクチン」と4文字打って検索をすると、すごいことになるんです。

編集Y：すごいことになるんですか（笑）。どれどれ……。ああ、ワクチン不要派の方の本がどんどん出ますね。この中に岩田健太郎先生（神戸大学感染症内科教授）の本が出てくるとほっとします。ほとんど岩田先生が孤塁を守っている感じですね。

峰：そうなのです。健康本などで調べてもほとんどがこうなっていて、とてもじゃないが……な本のほうがずっとずっと多い。なので、書籍を選んでピックアップする、その時点でもうリテラシーの差がかなり出ているんですよ。

編集Y：実は、峰先生とご一緒する予習のために、いろいろ本を買いました。その中で、これはいいぞ、と思ったのが『休み時間の免疫学（第3版）』（齋藤紀先著、講談社）なのですが……。

峰：はい。それはいつも僕がおすすめしている本です。

編集Y：そうですか。ああよかった。

峰：もちろん、良書もちゃんと存在はするわけです。あと、これがすごくいいんですけどね、『免疫ペディア　～101のイラストで免疫学・臨床免疫学に強くなる！』（熊ノ郷 淳編、羊土社）。

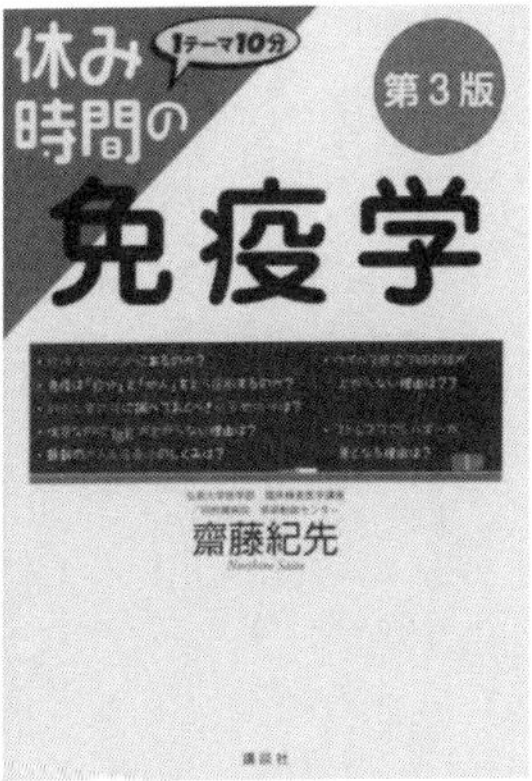

『休み時間の免疫学（第3版）』

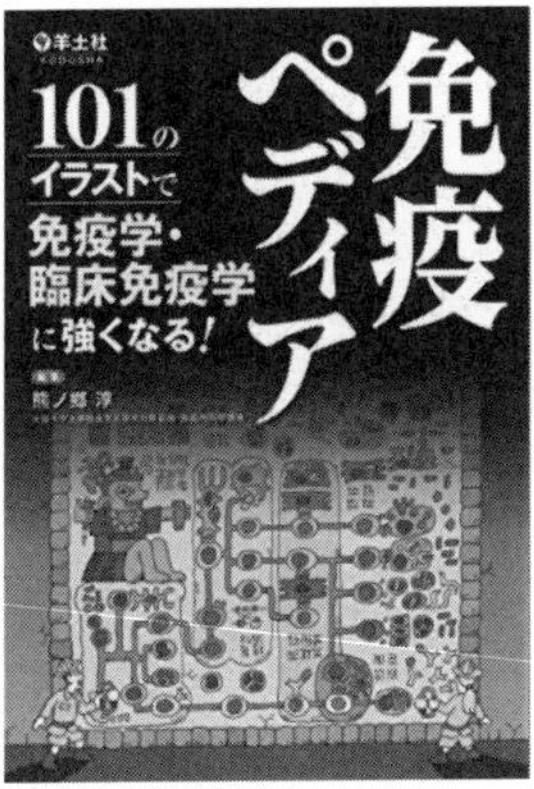

『免疫ペディア～101のイラストで免疫学・臨床免疫学に強くなる！』

編集Y：うわ、イラスト満載だ！

峰：これは愛用本です。ちょっと高いけれど、もう本当におすすめ……なんですけれど、これだけトンデモ系の本が出ているということは、『休み時間の免疫学』や『免疫ペディア』ではなくて、研究者から見るとなんだかよく分からない、でもとっつきやすい、簡単そうに見える本、そちらを買う人の方がずっと多いということですよね。

編集Y：う〜ん、それはまあ、ある意味仕方がないとは思います。峰先生にこうしてお話を聞いているから、「おっ、『免疫ペディア』、面白そう！」って思いますが、素でこれを買う人は想像できません。ちなみに、今読んでいるこの本を読了された方なら、『休み時間の免疫学』『免疫ペディア』は、きっとお値段以上に楽しめると思います。

峰：はい、この本の先までリーチしたいと思うような方が一人でも増えると嬉しいですね。

3・11以来、「自分を疑えない」人が増えた

峰：話を戻しますが、新型コロナは、我々の情報リテラシーそのものを考え直す機会にもなりました。そして、大きな社会不安を起こす事象は、今後も、新型コロナ以外でも起こると思うんですよ。というか、我々日本人は、もう体験していますよね。２０１１年の東日本大

震災、福島の原発が水素爆発をしたときに。

編集Y：確かに。

峰：あのときから顕著に、感情や属人的な理由で信じ込んで正確な情報が取れなくなった人たちがたくさん生まれて、というか表に出てきて、そのまま戻ってこなくなったように思います。イデオロギーとか感情が先に来ちゃうと、リテラシーが失われて、「自分が信じていることを疑う」きっかけがなくなっちゃうんでしょう。そうなるともう聞く耳がない。それと同じことがコロナでも起こっている。

編集Y：そうなんですよね。でもそうなると何を信じればいいのか、ということになる。

峰：やっぱり世に放たれてからの批判に耐えて残ったものには価値がある、とは思うんです。ただしこれも、パラダイムが転換すると全部おじゃんになることはあり得る。

編集Y：天動説と地動説、みたいな。

峰：いつちゃぶ台返しがあるかもしれない。慎重に、科学的な方法論の手続きを飛ばさずに積み上げつつ、いつでも鳥瞰的、俯瞰的に自分と周りを見直すという姿勢。それができることが理想ですが、科学者でもそれができない人がすごく多いんです。というより、自分の専門外のことはからっきしリテラシーを発揮できない人のほうが多い。リテラシーは知識層であるほど高くなるかというと、そんなことは全然ないです。科学者ならばまともな人の割合が高いように見えるかもしれませんが、医師にもトンデモがいっぱいいるんですよ。

編集Y：それは今回よく分かった気がします（笑）。

峰：リテラシーを「因数分解」していくと、それは、情報の取り方だったり、その情報とどう接するかだったりという問題が大事な要素としてあると思っているんです。「誰それさんが言った」という権威主義・属人主義を排除する。公的情報をできるだけ信じる。多くの人の目を通っている情報を優先する。複数の情報でクロスチェックをする、とか、細かいテクニックはいっぱいあるわけです。ただ、「これさえ、これだけ押えておけば」というものは、やっぱりないんですよね。

「人の考えは変わって当然」と思うべし

編集Y：逆に言うと、ある程度騙されたり、間違った情報を呑み込んだりしてしまうのは、もう仕方がない、ということでしょうか。

峰：そうなんですよ。騙されることを恐れるあまり「絶対正しい」ものを探そうとするのが一番危ないんです。だから、「正しい情報だけを取りましょう」とか、「上手な情報の取り方」とか言ったら、実はその時点でもうかなり危ない話を聞かされているんですよね。

編集Y：……なるほど。そしてその先に、「俺のトンデモ理論」が待ち構えていたら目も当てられません。

峰：いや、そうなっちゃうんですよ、実際。「信じる者は救われる」方式の信者ビジネスにはめ込まれると。大事なのは「これだけが正しいんだ」と考えを固着させずに、よりよい情報が取れるような方向に自分で常に動いていることなんでしょうね。重み付けだとか経験則も、大事な部分はすごくありますが。

もうひとつは、発信する側の問題です。例えばグーグルが言う「YMYL」。"Your Money or Your Life"の略語で、「人々の幸福、健康、経済的安定、安全」に影響を与える可能性がある情報は、非常にクリティカルであるということをグーグルも強く認識はしている。例えば「Your Money」は金融、保険商品、投資などの情報ですね。

編集Y：人生にものすごい影響を与えるんだから、ガイドラインに沿って検索されやすさをコントロールするぞ、ということですか。

峰：そうなんです。YMYLに関わる情報は、発信するほうにも覚悟が必要だと。これは、倫理の規則として社会に共有されるべきだと思うんですよね。

編集Y：メディアはちゃんと勉強して、流してはダメな情報をオミットせよ、ということでしょうか。

峰：いや、何が正しいか、正しくないか、その場で分からなくても、まあ、仕方ない場合もあるんですよ。勉強よりもまず、報じる姿勢の問題です。特にYMYLに関するものは、「うかつな発信をしない」ということは本当に重要なんですね。これは個人が、自分が手に入れた情報を拡散するなどの行為も含まれてきますよ。今はSNSなどで簡単に皆が発信者になれてしまいますから。

編集Y：今の時代は「誰でもメディア」。自分も含めて、メディアになるということに、そこまでの自覚があるか、ということだよな……。

「両論併記」「ノーベル賞」に逃げるな

峰：本当にその通り、倫理観と自覚の問題とがありますよね。

あとは、従来型メディアというか、新聞やテレビの方というのはすごく「公平性、公正性」を気にされる方が多いと思うんです。これは教育でたたき込まれていたりするということでしょう。しかし、その公平・公正性のための解決策が、何かというと両論併記になりがちなんですよね。

編集Y：ああ、「どちらも載せましたから、どちらの側にも付いていません、公平・公正ですよ」と。確かに、それはありがちです。

峰：両論併記すれば公平で公正なのかというと、実は科学的に一方が正しくて、一方が完全なトンデモだった場合には、これは両論併記をすること自体が間違いなんですよ。対等に扱ってはいけない。でも、それを判定する能力がなければやってしまうんです。だからといって「じゃあ、誰かにオーソライズしてもらって、その人が言うからこうした、ということにしよう」だと、また権威性の問題に戻ってきちゃう。「ノーベル賞学者が言ったんだからいいでしょう」もありがちですが、とんでもない間違いをやらかした受賞者の名前は何人でも出てきます。ノーベル賞は発明の功績を称えるものであって、その人が無謬だと保証するものではない。

編集Y：じゃあどうすれば……。

峰：どこまでいってもこれって戦いなんですよ。自分で自分の書くこと、伝えることを信じられるか。常に疑いながらも、現状ではこれが最善だ、と。

編集Y：ちょっと昔の本ですが、これ、ご存じですか？　ウェブカメラ越しで表紙、見えるかな。よいしょ。『常温核融合スキャンダル』（ガリー・A・トーブス著、朝日新聞社）という本です。

峰：『常温核融合スキャンダル――迷走科学の顚末』か。

編集Y：昔、常温核融合ブームがあったじゃないですか。1989年。「夢のエネルギーが実現する」って大騒ぎになってたんですけど、実は実験がフェイクだったと判明する。その一部始終を描いた大著で「え、科学者って、いや人間って、こんなことをしちゃうの」と大ショックを受けた本なんですよ。

峰：まったく同じテーマでNHKの番組を元に書かれた『論文捏造』（村松 秀著、中公新書ラクレ）という本があります。興味深い題材ですよね。

正しいことを言い、間違ったことも言って当然

峰：つまり、皆さんが思っているほど科学者がやっていることが必ずしも正しいわけではない、まして科学者を神聖視するのは、リテラシー的にダメなのです。なので、誰か1人の人を信じることも非常に難しいんです。同じ人の中でも「正しい」と「間違っている」が混じり合っている人って、いくらでもいるわけで。

編集Y：ていうか、もう普通そうですよね。人間なんだから。

峰：そうなんです。常に間違っている人ならある意味対応が楽なのですが、中には9割方正しくて、1割決定的に間違っている方もいて、これは地雷原を歩くようにご発言を読まねばならない。ほとんど正しい分、かえって大変です。

編集Y：あ。となると、属人的なもの、その人を信じるんじゃなくて、その発言内容のほうに、常に注目しろということになりますか、この話。

峰：なります。「誰が言ったか」ではなく、「何を言ったか」です。「何を言ったか」なんですね。何を言ったかは、より正確に言うと「何を根拠に何を言ったか」です。まず現実のデータと結び付いているかどうか、その際に理論・理路が示されているか、考え方・解釈の方法が示されているかということが非常に重要です。

編集Y：根拠と、そしてそこからきれいに整合性のある合理的な話か、ということですね。前にした話が当たっていたかとか権威があるかどうかとかよりも、今の話のそこを見ろと。

峰：根拠はないけどこうなんだ、というのは宗教であって科学ではない。そして、反論できる可能性があること。クロスチェックができるかどうか、やっている人がいるかどうか。詰まるところは、現実世界のデータや出来事とどのくらいリンクがある話か、です。

編集Y：話を聞くほうがそれをどこまで追えるか。そうなってくると、情報の根拠になる統計や確率の話とかいうのが避けられなくなってくるわけですよね。

峰：そうなんです。基礎学力をばかにしてはいけません（笑）。

編集Y：メディアの側の気持ちからすれば、そんな時間も暇もないから、クレームが付けにくい著名人や実績のある人を連れてくる。若干、やべえかなと思ったら、その人と違うことを言っている人を探して、公平ですよ、と。やっていることは責任回避なんですよね……。

峰：そうですね。それなのに、責任を取らなきゃいけないことをいっぱい流しているんですよ（笑）。このコロナに関しても、実害が出ている。過剰な報道で煽られて、声なきまま不安を持ってしまって、心身のバランスを崩してしまった方もおそらく多いでしょうし、やらなくていい対策をやり続けて消耗している人だとか、買わなくていい「対策品」を買ってしまった人だとか、そういう人もたくさんいると思います。

薄い被害としてばらまかれるから深刻度が少ないように見えて、実はけっこう社会に大きな影響を与えるんですね。リテラシーの根幹が損なわれると、次に同じような問題が起こったときに、たいていまたそういう人たちが騒ぎ出しちゃって正しい情報が取れないということにもなる。社会の根幹がボロボロになっていくんです。

読み終える前に、ちょっと考えてみてください

編集Y：……逆に、このコロナ禍を逆転のきっかけにしたいところですよね。

峰：はい、急激に本題に戻りますと（笑）、ここまで「2020年に起こっていたこと、この先の可能性」を、かなりの分量を使ってお話ししてきましたが、それだけでは実はまだ道半ばだったかもしれません。1章から読んできてくださった方への締めとして、「この先」への視点をぜひお送りしたいですね。

編集Y：お話から敷衍《ふえん》すると、「これだけの読書を通してあなたは何を学んだか」といったら、要するに「自分の頭で考えないといつまでたっても安心はできない」ということですよね。そして、それに気付いたらこの本を読み終えた後、真っ先にするべきことはなにか、と。

峰：対策についてのまとめとして、次に、2020年11月時点でオーソライズされた新型コロナ対策として、新型コロナウイルス感染症対策分科会がまとめた提言を見ていただきます。個人が生活する上で注意する具体的な答えはほぼこの通りだと思います。

でも先を読む前に、ご自身が「本を閉じてからまずやるべきこと」を考えてみてください。答えが出たら、どうぞページをめくってください。

新型コロナ対策のカギは　3密（密閉・密集・密接）＋5つの場面

感染リスクが高まる「5つの場面」

場面1　飲酒を伴う懇親会等

- 飲酒の影響で気分が高揚すると同時に注意力が低下する。また、聴覚が鈍麻し、大きな声になりやすい。
- 特に敷居などで区切られている狭い空間に、長時間、大人数が滞在すると、感染リスクが高まる。
- また、回し飲みや箸などの共用が感染のリスクを高める。

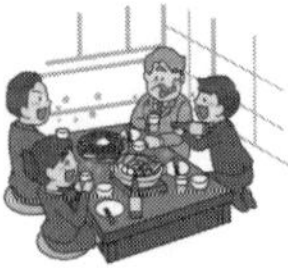

場面2　大人数や長時間におよぶ飲食

- 長時間におよぶ飲食、接待を伴う飲食、深夜のはしご酒では、短時間の食事に比べて、感染リスクが高まる。
- 大人数、例えば5人以上の飲食では、大声になり飛沫が飛びやすくなるため、感染リスクが高まる。

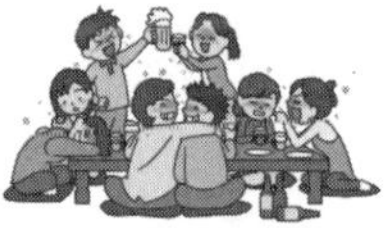

場面3　マスクなしでの会話

- マスクなしに近距離で会話をすることで、飛沫感染やマイクロ飛沫感染での感染リスクが高まる。
- マスクなしでの感染例としては、昼カラオケなどでの事例が確認されている。
- 車やバスで移動する際の車中でも注意が必要。

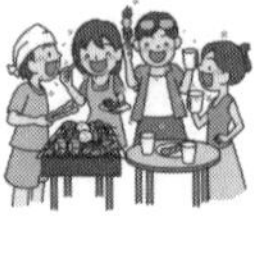

場面4　狭い空間での共同生活

- 狭い空間での共同生活は、長時間にわたり閉鎖空間が共有されるため、感染リスクが高まる。
- 寮の部屋やトイレなどの共用部分での感染が疑われる事例が報告されている。

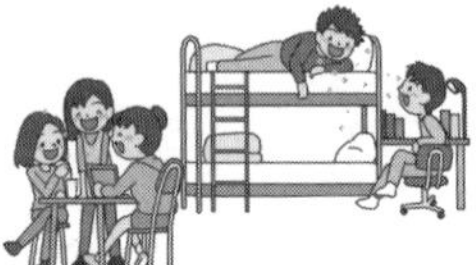

場面5　居場所の切り替わり

- 仕事での休憩時間に入った時など、居場所が切り替わると、気の緩みや環境の変化により感染リスクが高まることがある。
- 休憩室、喫煙所、更衣室での感染が疑われる事例が確認されている。

出所：「分科会から政府への提言　感染リスクが高まる『5つの場面』と『感染リスクを下げながら会食を楽しむ工夫』」令和2年10月23日（金）　新型コロナウイルス感染症対策分科会　https://www.mhlw.go.jp/content/000687179.pdf

峰：それは、「本は読んだけど、峰とYさんから聞いたことを、本当に丸呑みしていいの？」という疑問を感じること、です。

編集Y：お金を払ってお読みいただいたラストに、ものすごい結論が来ました。怒られないといいんですが……。

峰：でもそういうことですよ。これで、峰が、あるいはYさんが言うことはみんな正しい、なんて思うなら、おそらく別の本を読んだらまたひっくり返る、出てきた情報に飛びついて振り回される、そういう可能性があるってことでしょう。峰が正しいか、別のなんとか先生が正しいか、などということは、はっきり言えばどうでもいいんです。

編集Y：話者じゃなくて、話していることについて是々非々で正誤を考える、ですね。

峰：はい、「誰それ」「どの媒体」が正しいとか、そういうところを超えて、この本を読み終わったときに、峰とYさんが話していたということさえ忘れていただいて、話者じゃなくて「話そのもの」、という視点で情報を探してみよう、検討してみよう、正しいと考えていたことをもう一度見直してみよう、と思ってもらえたら、読んでいただいた価値があったと思うんです。この本はあなたを打ち出すための踏み台、カタパルトです。自分の考えで世界を見るためにどうか高く、高く飛んでください。

おわりに――「不都合な真実」とは

ここまでお読みいただき大変ありがたく思います（あとがきから読まれる方もいらっしゃるかもしれませんが）。

この本は新型コロナウイルス感染症ＣＯＶＩＤ－19について、日経ビジネス編集部のＹさんにＳｋｙｐｅで日本からインタビューをしていただき、答えた内容をまとめたものです（初出は日経ビジネス電子版連載「話が長くてすみません」）。最初のインタビューは5月でしたが、基本的な、ある程度確実な事項に絞ってお話ししたので、今振り返っても内容としては大きく色あせることはなかったと思います。そして、この本の原稿をまとめている11月時点では、日本では第3波ともいうべき流行拡大が進んでおり、世界的にも流行状況は全く収まっておりません。

ＣＯＶＩＤ－19に散々振り回された２０２０年は終わろうとしています。しかし、まだこの流行は続いていますし、今後も続くことになります。誰か専門家や一部の人が対策してどうこうなる、というものではなく、全国民が、世界中のすべての人が、適切に情報を得て行動をしていかなければならない。そういうことが必要な時代になったのは明らかです。

　流行が始まって以来、様々な言説が出てきました。多くはすぐに消え、中には根強く一部の人に支持され続け……という形で、今も尽きることがありません。公的情報をはじめ、「正しく」「妥当」であり「重要な」情報がある一方で、明らかに間違っている情報（misinformation）もあふれかえっています。ＳＮＳ時代と相まって、大規模な情報の氾濫・流行、インフォデミックの様相を呈し続けていると言えるでしょう。

　本来の私の姿勢としては、一つひとつのお話に論拠となる引用を付け、参考文献リストをつけ、根拠を明示した形で話を進めたい、と思っていますが、今回はあえてやっておりません。入門的な本であること、陳腐化しうる情報はあまり細かくつけても意味がないと思われたこともありますが、なによりこの本、特に最終章で述べたことを元に、読者のみなさんそれぞれが、情報をしっかりとご自身で能動的に探して比較検討し、咀嚼し、行動に落とし込むという作業を惜しまずにしていただきたいと願っている、からです。

　私が最も訴えたいことは、最終章の内容と、それに続く考え方です。すなわち、このコロナ時代において、情報にいかに接し、いかに考え、いかにそれらを使って困難に立ち向かっていくか、それを個々人が、しなやかに強く、コンスタントにたんたんと行っていくことを考え、実行していただきたい、ということなのです。

情報ソースや情報発信者、情報拡散装置は増える一方の世の中で、これは決して容易いことではありません。

「新型コロナウイルスは空飛ぶＨＩＶだ！」こんな言説が2月ごろにＳＮＳで散々流れました。「お湯を飲めば防げる」「アオサが効く」「アビガンをみんな携帯して飲めばいい」「2週間後には日本はニューヨークのようになる」「日本人にはすでに集団免疫がついている」「ポビドンヨードで感染を抑えられる」「国民全員にＰＣＲを」「空気感染が感染経路の主体」……本当にいろんな言説が、どんどん出てきては忘れられていきつつ、一部は熱狂的な支持者が生まれて情報が残り続けています。また、混乱に乗じたビジネスがらみの事例も出続けています。「誰でも抗体検査」「自費のＰＣＲ検査」「空間除菌」……。それをメジャーなメディアが取り上げる。

さらにこの流行に乗じて、多くの「専門家」が出てきました。まぁ私も末席ながらそういうものかもしれませんね。コロナ関連の書籍も、この本を含めたくさん出版されています。

いくつか拝読しましたが、俺様理論、独自理論、決めつけ、などが多かったり、トンデモと言っていい内容の本もあります。おおむねまともな本に重大な間違いが混じっていることもあれば、内容がもう陳腐化してしまったものもあります。

そういうものを一つひとつ、それこそもぐらたたきのようにファクトチェックし、検討する、そういう試みや本も面白いのかもしれません。しかし、それではどこまでもキリがなく、どこまでも根本的な解決にはつながらないと思うのです。

そういったところから出てくる本当にさまざまな情報を、簡単に「信じて」しまってよいのか。そもそも自分は、どのようにして信じたり「支持」したりすることをしているのか。そういう前提、根本、基本的なところから、自分自身を見つめ直し、落ち着いて考えることがなにより大事なのだと思います。

例えば、日本における公的な対策は、専門家会議と再編された分科会による検討・発信もあり、世界的に見てもかなりまともな提言を多く受けたものになっていると思っています。そういう意味においても、まずは本邦においては公的な情報をしっかりと知ること、検討することが重要でしょう。では、この本の読者の方のどの程度が、内閣府、内閣官房、厚労省、分科会などの発信する情報源であるウェブサイトを、直接見て読んで検討したことがあるでしょうか。おそらく少数派だと思います。

ならば、メディアはそういった公的情報を、色眼鏡なく、過剰なカットなく、十分な分量で、正しく繰り返しわかりやすく伝えているでしょうか。そうは言えないと思います。

公的な情報も、もちろん間違っていることはあります。しかし多くの専門家、多くの人の目が通った情報を、発信主体を明確にし、自己利益の目的なく発信しているわけですから、情報を集め、知り、検討する価値がある場合がほとんどです。

情報の検討をする際には、公的情報を含む複数のソースの情報を確認する、すなわちクロスチェックをすることもおすすめしています。

よくある「独自情報」というものはどちらかというと間違っていることが多いですし、信じてしまうのはリスクが高い場合が多い、と私は考えています。センセーショナルさやキャッチーさを狙ったメディアの情報や、信者獲得や持論の御宣託をしたい「専門家」による情報が目立っているのも事実です。

最終章で述べましたが、権威主義・属人主義も大変によくないものの一つでしょう。私、峰を信じてもダメなのです。この分野で活躍している、業績のある、肩書のある、資格を持っている、ノーベル賞を獲った誰々が言ったから、というのは、非常に危ない情報の取り方になります。「専門家」だから、と権威で信じること、「テレビが言っているのだから」と無謬を前提にすること、「クオリティペーパーである新聞だし」と思考停止で真に受けることと、すべて非常に危ういのです。

では誰を信じればよいのか？　どの情報源を信じればよいのか？　なにが正しいのか教えてくれないと……と疑問を持たれたり不安になったりしたなら、まだ分かっていないわけです。「確実」で「絶対」な情報ソースなどないのです。それは公的情報も含めてです。簡単に手軽に手に入り、正しいことが保証されている、そんな情報はないのです。90％正しいことを言っている人でも間違いが入ることも当然あるわけです。さらに言えば、詐欺師は必ず真実を混ぜて嘘をつきます。

感染症等の医療・医学のプロである医師や研究者が書いた論文ならば……それもダメです。論文にもいくらでも間違いがありますし、昨今、査読前のプレプリントや、それ以前のプレスリリースなど、科学的には「ゆるゆる」でどうしようもない情報も散々発信されています。権威性などは、「専門性」を元にしても全く信用の根拠にならない時代なのです。

繰り返しになりますが、公的情報も含め、複数の情報源からの情報を集めて検討し、そして妥当なラインを知っていく、そして咀嚼して行動していく。そういうことを丁寧に、根気強くそれぞれが継続的に行う、これが一番大事なのです。絶え間ない試みであり、それぞれが、しなやかに、強くなければできないことです。

ＣＯＶＩＤ－19対策については基本的に、妥当な情報はもう十分に出ていると言ってよいでしょう。対策として3密を避ける（換気等も含む）、マスク・距離をしっかり、手を洗う、といった基本的な対策が重要であり、これらが守られないところから感染が拡大しているることが実際に多いのです。たんたんと基本的な予防行動を取っていくことこそ、必要十分な行動なのです。

魔法の弾丸も水晶玉もありません。特効薬が効く、特定の食べ物が効く、うがい薬が、などなど、これだけで一発で解決！　という便利なものはないのです。

つまらない、面倒くさい、ぱっとしない……。その通り。非常につまらないこと、単純に思えること、ある意味で簡単で、くだらなそうなこと……でも、それが妥当である場合も多いのです。突飛な対策に飛びつきたくなることも、「神風」願望もよくわかりますが、そういったものに振り回されたり、延々と情報を探し回ったりするのは、ここまで読んでいただいたみなさんには、もうやめていただければと思います。

実はこの本は、手軽に新型コロナ情報を「全部」ゲットできる本ではなく、「雑学集」でもありません。「新型コロナの情報に触れる際に知っておくと、おかしなパニックや無用な不安に襲われることを避けられ、なおかつ、重要なポイントについては考える手がかりになること」を祈っていますが、なにより「考え方」と「情報の取り方・検討の仕方」すなわち情報との接し方、これをまずは大事にしていただくきっかけになれば、大変にありがたいと思います（新型コロナ対策の決定版、知っておくとコロナにかからない対策を専門家がすべて教え、解決してくれる本。そんなものがあったら、間違いなくあなたを騙そうとしている嘘つきの本です）。

この本のタイトルにある「不都合な真実」とは、つまるところはここまで散々やってけた、「情報を簡単に信じる」「一度信じた情報を疑わない」姿勢を、おそらく私やあなたを含めた人間全員が持っている、ということです。センセーショナルな話題や、一部の言説をバランスを欠くまでに信奉してしまうのは、自分自身を含めて、人間ならば普通にあることです。だからこそ、感染症対策のような一人ひとりの行動が大事な事象では、情報と接する際に「自分は騙されやすい、信じやすい、信じたことを疑うのは難しい」と、常に唱えているくらいに慎重であるべきです。

そしてこれは、新型コロナ対策だけの話ではないわけです。日頃から健康情報、医療情報に接するとき、いえ、分野を超えて、あらゆる情報に接するときに共通した「不都合な真実」だと、知っておくべきだと思います。

新型コロナの流行はまだ続いていきます。われわれは否応なくこの感染症と付き合っていかねばなりません。知るべきことを知り、正しく恐れることができるようにし、この困難な時期を乗り切っていくことができるよう、皆で頑張ってまいりましょう。

峰　宗太郎

２０２０年11月

付録

情報源の紹介

《国内》

内閣官房　https://corona.go.jp/

内閣府　https://www.cao.go.jp/others/kichou/covid-19.html

厚生労働省　https://www.mhlw.go.jp/stf/seisakunitsuite/bunya/0000164708_00001.html

新型コロナウイルス感染症対策アドバイザリーボードの資料
https://www.mhlw.go.jp/stf/seisakunitsuite/bunya/0000121431_00093.html

コロナ専門家有志の会　https://note.stopcovid19.jp/

《海外》

WHO　https://www.who.int/emergencies/diseases/novel-coronavirus-2019

CDC　https://www.cdc.gov/coronavirus/2019-ncov/index.html

ECDC　https://www.ecdc.europa.eu/en/covid-19-pandemic

参考になると思われるいくつかの図書

『人類と感染症の歴史』（加藤茂孝著、丸善出版）
『感染症の世界史』（石弘之著、角川ソフィア文庫）
『ビジュアル パンデミック・マップ 伝染病の起源・拡大・根絶の歴史』（サンドラ・ヘンペル著、日経ナショナルジオグラフィック社）

感染症によって、人類の歴史が大きな影響を受けたことが理解できる3冊です。

『休み時間の免疫学 第3版』（齋藤紀先著、講談社）
『免疫ペディア』（熊ノ郷 淳編、羊土社）
『免疫生物学（原書第9版）』（Kenneth.Murphy & Casey.Weaver 著、南江堂）

感染症を知るには病原体だけでなく身体の免疫の反応について理解することが重要です。この3冊は挙げた順番に専門的になっていきますが、免疫というものがいかに複雑で巧妙なシステムであるかを知っていただけるかと思います。

『ウイルスは悪者か―お侍先生のウイルス学講義』（髙田礼人著、亜紀書房）

ウイルスについて知りたい方が初めに読むのに適していると思われる一冊です。エボラやインフルエンザを専門とするウイルス学者、髙田礼人先生が経験や事例を交えながらまとめ

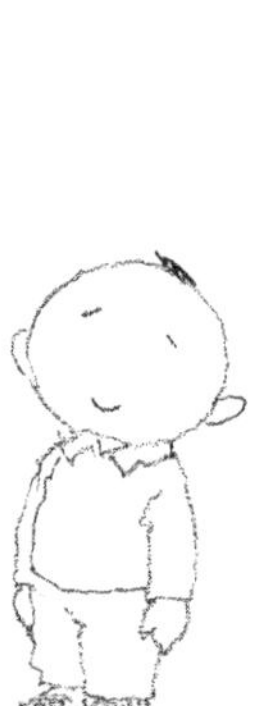

られた分かりやすい解説本で、ウイルスについての基礎的な知識を知ることができます。

『Fields Virology（全4巻）』（P.M.Howley & D.M.Knipe, S.Whelan 著、WOLTERS KLUWER）

ウイルス学の専門書と言えばこの本になります。ウイルスについてどういう研究がされているのか、先端の理解はどうなっているのかがよく分かります。

『丁寧に考える新型コロナ』（岩田健太郎著、光文社新書）

新型コロナウイルスについての様々な情報をどう捉え考えるか、様々な事例もあげつつ、感染症専門医でエキスパートの岩田健太郎先生がまとめられた本。内容のバランスもよく読みやすく、新型コロナの流行を振り返るのに良いと思われる一冊です。

『新型コロナ 収束への道』（花村 遼、田原 健太朗著、日経プレミアシリーズ）

経済を含めた今後の推移をケース別に予想している本です。「日経バイオテク」の連載記事をまとめたものでかなり専門的ですが、本書を読んでいれば読破できると思います。

「J-IDEO（ジェイ・イデオ）」Vol.4 No.6（中外医学社）

感染症に関わる臨床家向けの雑誌。本号特集は新型コロナウイルスについての分かりやすく丁寧な特集号です。感染症に関する情報を入手するにはこの雑誌は特におすすめです。

峰 宗太郎 みね・そうたろう

1981年、京都府生まれ、京都大学薬学部、名古屋大学医学部医学科卒業、東京大学大学院医学系研究科修了。国立国際医療研究センター病院、国立感染症研究所等を経て、2018年より米国立研究機関博士研究員。国内外で得たスタンダードな医療知見のもと、SNSやブログで正しい医療情報を発信している。医師（病理専門医）、薬剤師、医学博士。病理学、血液悪性腫瘍・感染症の病理診断、ウイルス学、免疫学。予防医療普及協会顧問。

山中浩之 やまなか・ひろゆき

1964年、新潟県生まれ。87年日経BP入社。以来、日経ビジネス、日本経済新聞社証券部、日経クリック、日経パソコンなどを経て、現在日経ビジネス編集部でウェブと書籍の編集に携わる。著書に『マツダ 心を燃やす逆転の経営』。

日経プレミアシリーズ｜450

新《しん》型《がた》コロナとワクチン 知らないと不《ふ》都《つ》合《ごう》な真《しん》実《じつ》

二〇二〇年一二月八日 一刷
二〇二一年 二 月四日 五刷

著者 峰 宗太郎 山中浩之
発行者 白石 賢
発行 日経BP
日本経済新聞出版本部
発売 日経BPマーケティング
〒一〇五―八三〇八
東京都港区虎ノ門四―三―一二
装幀 ベターデイズ
組版 マーリンクレイン
印刷・製本 凸版印刷株式会社

ISBN 978-4-532-26450-5 Printed in Japan